Auletta · Geppert-große Holthaus

Frauengesundheit: Myome

Thieme QUALITÄTS-GARANTIE

Liebe Leserin, lieber Leser,

wenn es um die eigene Gesundheit geht, darf man nichts dem Zufall überlassen. »Für eine bessere Medizin und mehr Gesundheit im Leben«: So lautet das Qualitätsversprechen der Marke Thieme. Ärztlich Tätige, Pflegekräfte, Physiotherapeuten oder Hebammen – sie alle verlassen sich darauf, dass sie von Thieme, dem führenden Anbieter von medizinischen Fachinformationen und Services, die entscheidenden Informationen zur richtigen Zeit am richtigen Ort bekommen. So können sie die Menschen, die sich ihnen anvertrauen, bestmöglich unterstützen. Auch Sie können sich auf die TRIAS Ratgeber mit dem Thieme Qualitätssiegel verlassen! Diese Informationsangebote helfen Ihnen dabei, die richtigen Entscheidungen zu treffen, wenn es um Ihre Gesundheit geht, selbst daran mitzuwirken, gesund zu werden, sich gesund zu erhalten oder das Fortschreiten einer Erkrankung zu vermeiden. Mit einem TRIAS Titel aus dem Hause Thieme überlassen Sie Ihre Gesundheit nicht dem Zufall!

Ihr TRIAS Team

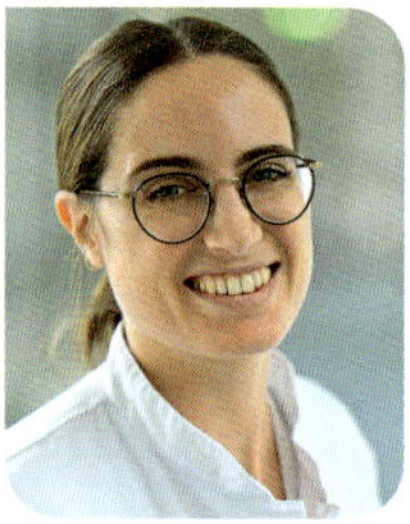

Dr. med. Valentina Auletta hat ihr Medizinstudium in Neapel abgeschlossen und ihre Facharztausbildung in Berlin absolviert. Seitdem hat sie sich auf Frauenheilkunde spezialisiert und arbeitet heute als Oberärztin am Universitätsklinikum Jena. Dort erweitert sie kontinuierlich ihre chirurgischen Fähigkeiten, insbesondere in der minimalinvasiven Behandlung von Myomen. In diesem Buch teilt sie ihr Fachwissen und ihre Erfahrungen, um Patient*innen umfassend über Myome und moderne Behandlungsoptionen zu informieren.

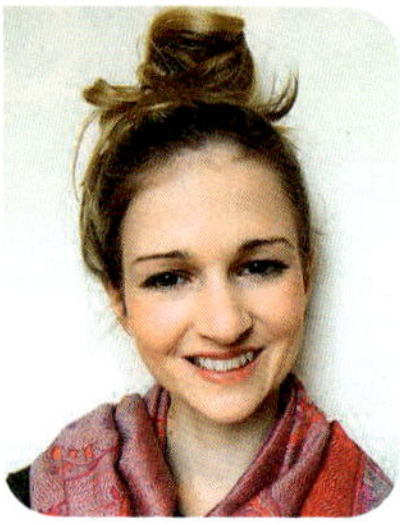

Mandy Geppert-große Holthaus ist Heilpraktikerin und studierte Kunsttherapeutin mit eigener Praxis in Soest. Ihre Schwerpunkte sind Frauenheilkunde, Darmgesundheit und die Therapie von chronischer Erschöpfung. Als Gründerin der *Frauengeflüster Akademie* teilt sie ihr Wissen in Fortbildungen, einem Blog und dem *Frauengeflüster* Podcast. Das Thema Myome begleitet sie in ihrer täglichen Arbeit mit Frauen seit Jahren.

Dr. med. Valentina Auletta · Mandy Geppert-große Holthaus

Frauengesundheit: Myome

Hormone, Medikamente, operative Therapie: Die neuesten Behandlungsmethoden kennen und gut informiert entscheiden. Mit Tipps zur Selbsthilfe

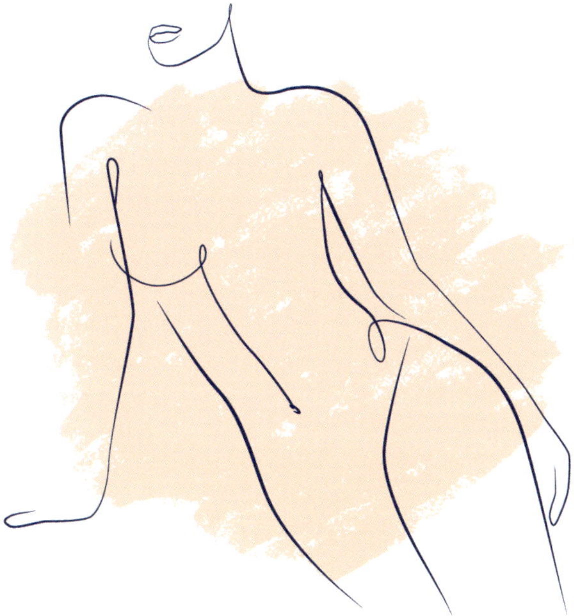

TRIAS

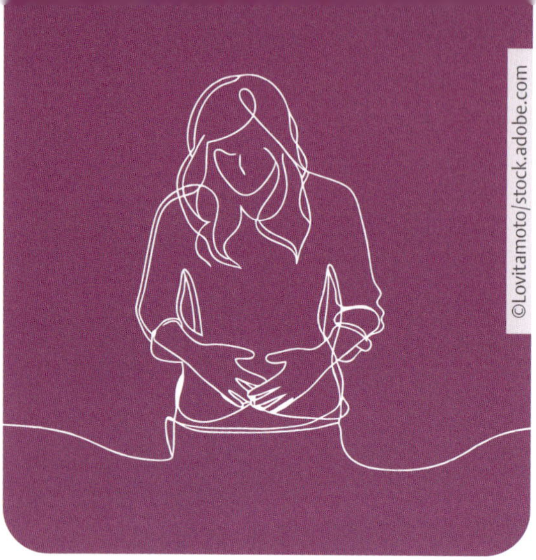

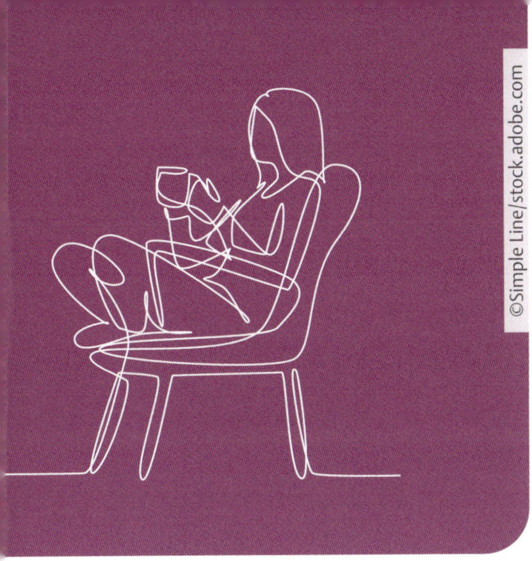
©Simple Line/stock.adobe.com

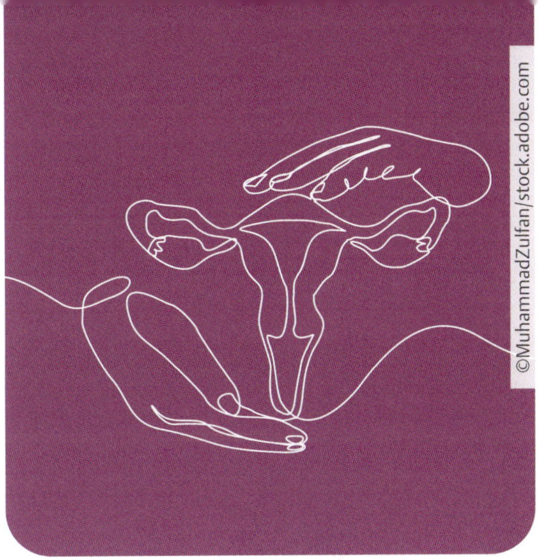
©MuhammadZulfan/stock.adobe.com

Myome? Sie sind nicht allein!

Wahrscheinlich wurden bei Ihnen ein oder mehrere Uterusmyome diagnostiziert. Damit sind Sie nicht allein, denn Myome sind eine der häufigsten Erkrankungen bei Frauen im gebärfähigen Alter. Sie sind auch als Fibrome bekannt. Obwohl sie weit verbreitet sind, gehören sie zu den am wenigsten erforschten und verstandenen Erkrankungen im Bereich der Frauengesundheit. Positiv ist: Es sind es gutartige Tumoren, die sich in der Gebärmuttermuskulatur entwickeln. Ihre Auswirkungen betreffen aber nicht nur die körperliche Gesundheit, sondern auch das psychische und emotionale Wohlbefinden von uns Frauen. Wenn Sie mehr über Myome wissen, kann das helfen, deren Einfluss auf das tägliche Leben sowohl auf persönlicher als auch auf zwischenmenschlicher Ebene zu verstehen.

In 70 Prozent der Fälle bleiben Myome »unsichtbar«, weil sie keine sichtbaren Symptome haben. In 30 Prozent der Fälle können die Symptome jedoch äußerst belastend sein. Das daraus resultierende Unwohlsein ist nicht nur körperlicher, sondern auch emotionaler Natur und erschwert es, den täglichen Herausforderungen des Lebens gelassen zu begegnen. Myome stellen somit ein Problem dar: Sie beeinträchtigen die Freiheit, das Leben ohne Schmerzen *und ohne starke Blutungen* zu leben, eine Schwangerschaft zu planen und den Alltag ohne die ständige Angst vor plötzlich auftretenden Symptomen zu meistern.

Mit Myomen umzugehen, bedeutet oft, vor einer Reihe von Entscheidungen zu stehen. Sie haben die Wahl, ob und wie Sie eingreifen möchten. Aber jede Entscheidung erfordert Wissen und muss auf der Grundlage dessen getroffen werden, was für Sie persönlich am besten ist. Es gibt keine universelle Antwort, denn keine zwei Frauen sind gleich. Daher möchten wir Ihnen in diesem Buch verschiedene Behandlungsmöglichkeiten vorstellen, die von klassischen und altbewährten Methoden über moderne Verfahren bis hin zur naturheilkundlichen Unterstützung reichen. Wir möchten Sie informieren, Ihnen wissenschaftliche Erkenntnisse und praktische Werkzeuge zur Verfügung stellen, um ein tieferes Verständnis und mehr Bewusstsein für den Umgang mit diesem Problem zu schaffen. Bewusstsein ist der erste Schritt, um die Kontrolle über die eigene Gesundheit zu erlangen.

Wir werden erklären, was Myome sind, wie sie die Gesundheit beeinflussen und welche Behandlungsoptionen es gibt. Im Kapitel »Myome ganzheitlich behandeln« bekommen Sie zudem praktische Tipps aus der Naturheilkunde, die sie teilweise direkt umsetzen können. Darüber hinaus werden wir Strategien besprechen, wie Sie mit dieser Erkrankung auf eine ruhige Weise leben können, indem wir Ängste, Zweifel und Schwierigkeiten gemeinsam angehen – mit dem Wissen: Sie sind nicht allein.

Unsere Arbeit lehrt uns täglich, dass Angst nicht nur mit der Krankheit selbst zusammenhängt, sondern oft mit dem Unbekannten. Aus dieser Erkenntnis entstand die Idee zu diesem Buch: einem Leitfaden, der nicht nur erklärt, was Myome sind und wie man mit ihnen umgeht, sondern auch emotionale Unterstützung bietet, denn Gesundheit betrifft nicht nur den Körper, sondern auch den Geist und die Seele. Beim Schreiben dieses Buches haben wir unser medizinisches Wissen mit den Erfahrungen verbunden, die wir mit unseren Patientinnen täglich machen. Wir kennen die Frustration, lang ersehnte Pläne aufgrund plötzlicher Symptome aufgeben zu müssen, und die Angst, nicht zu wissen, ob der eigene Körper eine Schwangerschaft tragen kann. Die Reise durch Diagnose, Behandlung und Umgang mit Myomen mag kompliziert und anstrengend erscheinen, aber Sie sind nicht allein unterwegs. Bewusstsein ist der erste Schritt, um Unsicherheit in Sicherheit, Angst in Hoffnung und Sorge in Handlungsbereitschaft zu verwandeln.

Myome sind ein Teil des Lebens vieler Frauen, aber sie dürfen keine Grenzen setzen. Unsere Hoffnung ist, dass jede Frau, die von Myomen betroffen ist, durch diese Zeilen Unterstützung, Antworten und Ermutigung findet, ein erfülltes Leben zu führen.

Valentina Auletta und Mandy Geppert-große Holthaus

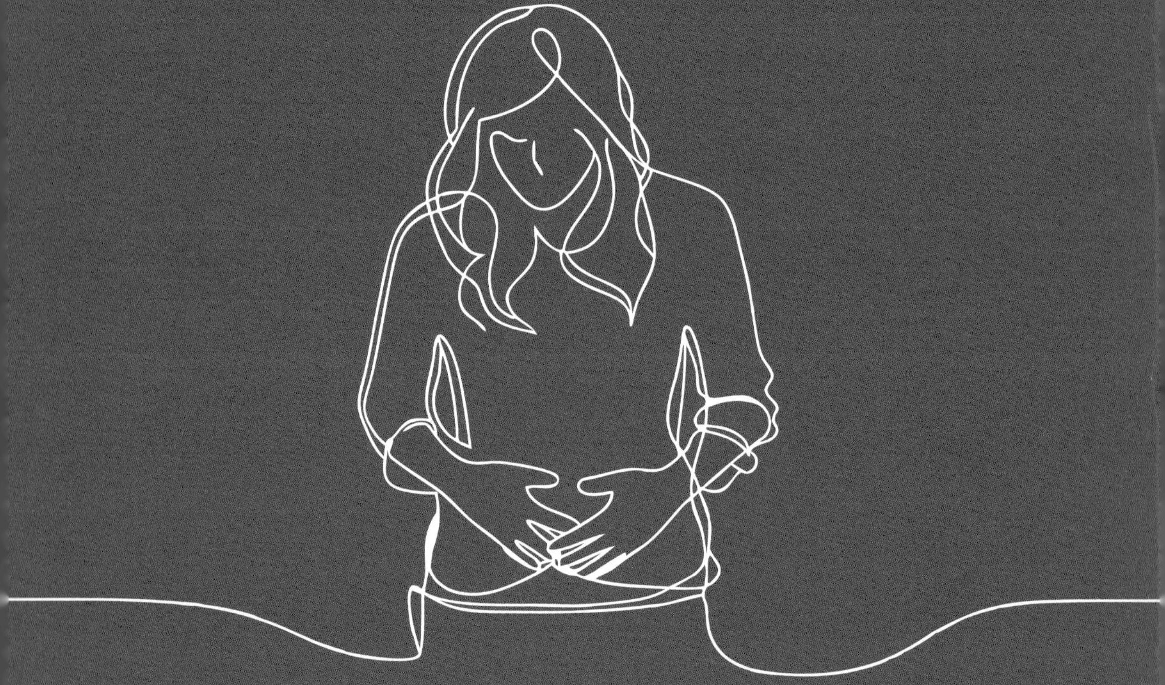

Was Sie über Myome wissen sollten

Dr. med. Valentina Auletta

Myome können unbemerkt bleiben, aber auch starke Symptome auslösen. Je nachdem, wo sie in der Gebärmutter liegen, gibt es unterschiedliche Therapieoptionen.

Was sind Myome und wie wirken sie sich aus?

»Sie haben ein Myom« – Dieser Satz kann Angst machen. Muss er aber nicht, denn Myome sind in der Regel gutartig. Aber sie können unterschiedliche Beschwerden verursachen.

Myome sind die häufigste Form von gutartigen Tumoren bei Frauen, die sich aus der Muskelgewebsschicht der Gebärmutter entwickeln. Sie treten bei schätzungsweise 20 bis 40 Prozent aller Frauen im gebärfähigen Alter auf und sind damit eine der häufigsten gynäkologischen Diagnosen überhaupt. Viele Frauen wissen lange nichts von ihren Myomen, weil sie erst im Rahmen einer Routineuntersuchung entdeckt werden. Auch wenn Myome in den meisten Fällen gutartig sind, können sie – je nach Größe und Lage – den Alltag erheblich beeinflussen und erfordern manchmal eine gezielte Behandlung. Myome enthalten eine große Menge an extrazellulärer Matrix, bestehend aus Substanzen wie Kollagen, Fibronektin und Proteoglykanen. Diese dichte Matrix macht Myome zu festen, oft gut abgrenzbaren Knoten, die sich deutlich vom umgebenden Gewebe unterscheiden. Diese Masse von gekapseltem faserigem Gewebe ist in nur 0,1 Prozent der Fälle bösartig. Daher gelten Myome insgesamt als gutartige Veränderung ohne relevantes Risiko einer Entartung, auch wenn regelmäßige Kontrollen wichtig bleiben.

Häufig werden Myome bei einer routinemäßigen gynäkologischen Untersuchung entdeckt. Das Wort »Tumor« ruft dann oft beängstigende und bedrohliche Szenarien hervor und weckt sofort Ängste wegen des Schweregrads der Krankheit und möglicher Auswirkungen auf das Leben. Es kann zu Missverständnissen führen, insbesondere wenn es um Tumoren geht, die in 99 Prozent der Fälle gutartig sind, wie im Fall von Myomen.

Dennoch sollte die gutartige Natur der Erkrankung nicht dazu führen, die Auswirkungen, die Myome auf unseren Körper haben können, zu unterschätzen. Ein Myom zu haben, muss nicht unbedingt eine lebensbedrohliche Angelegenheit sein, aber es bedeutet, sich einer Reihe von Herausforderungen im Alltag zu stellen, die das Leben komplizierter machen können. Viele Frauen berichten nicht nur über körperliche Symptome, sondern auch über emotionale Belastungen: die Unsicherheit vor jeder Menstruation, die Sorge um die eigene Fruchtbarkeit und das Gefühl, im sozialen oder beruflichen Leben eingeschränkt zu sein. Diese psychische Komponente wird oft unterschätzt, spielt aber eine große Rolle für die Lebensqualität und sollte bei jeder Beratung und Therapieentscheidung berücksichtigt werden.

Myome können in Form und Größe stark variieren und sich in verschiedenen Bereichen der Gebärmutter ansiedeln, was zu unterschiedlich ausgeprägten Symptomen und Beschwerden führen kann. Neben Schmerzen sind vor allem starke Blutungen eines der häufigsten Symptome, das nicht nur körperlich, sondern auch emotional eine große Belastung darstellen kann. Bei einigen Frauen bleiben die Myome »unsichtbar«, weil sie keine Symptome verursachen, deshalb nur zufällig entdeckt werden und keine spezifische Behandlung erfordern. Bei anderen hingegen führen sie zu unterschiedlich stark ausgeprägten Symptomen, die von leich-

Woraus bestehen Myome?

Aus biologischer Sicht bestehen Myome aus glatten Muskelzellen der Gebärmutter, die beginnen, sich unkontrolliert zu vermehren und eine Masse zu bilden. Dieses Wachstum wird nicht nur durch Hormone beeinflusst, sondern auch durch andere Faktoren, sogenannte »Wachstumsfaktoren«. Das sind Proteine, die normalerweise den Zellen bei der Regeneration nach einer Verletzung helfen und bei Myomen in größeren Mengen als im normalen Gebärmutterumfeld vorhanden zu sein scheinen. Insbesondere einige dieser Wachstumsfaktoren, wie der Transforming Growth Factor Beta (TGF-Beta) und der Vascular Endothelial Growth Factor (VEGF), fördern, dass sich Zellen schnell teilen und vermehren (Zellproliferation). Außerdem unterstützen sie die Bildung neuer Blutgefäße, die das Myom mit Nährstoffen versorgen und so sein Wachstum begünstigen. Aus diesem Grund können Myome gut durchblutet sein und manchmal zu sehr starken Blutungen während der Menstruation führen.

ten Beschwerden bis hin zu stark belastenden Zuständen reichen können. Eine Blutarmut (Anämie), die durch ungewöhnliche Gebärmutterblutungen verursacht wird, führt zu einer erheblichen Verringerung der Energie und beeinträchtigt die täglichen Aktivitäten. Der durch die Vergrößerung des Uteruskörpers verursachte Druck im Beckenbereich kann Rückenschmerzen, häufigeren Harndrang oder Verstopfung zur Folge haben. Diese Symptome, ebenso wie eine mögliche Unfruchtbarkeit aufgrund der Lage des Myoms in der Gebärmutterhöhle, beeinträchtigen natürlich das tägliche Leben.

Eine besondere Eigenschaft von Myomen ist ihre Unvorhersehbarkeit. Sie können klein bleiben und keinerlei Beschwerden verursachen oder plötzlich so stark wachsen, dass sie äußerst unangenehme Probleme bereiten. Diese Heterogenität macht die Wahl der Behandlungsmethode sehr kompliziert, weil sie stark individualisiert werden muss. Jede Frau mit Myomen hat eine andere Geschichte – da gibt es keine »Einheitslösung«, die auf mehrere oder gar alle Frauen anwendbar wäre.

Derzeit gibt es verschiedene Behandlungsmöglichkeiten. Sie reichen von einem »Watch and Wait«-Ansatz bei Frauen mit »unsichtbaren« Myomen bis hin zu radikalen chirurgischen Eingriffen wie der Entfernung des Myoms (Myomektomie) oder der gesamten Gebärmutter (Hysterektomie). Außerdem gibt es noch weniger invasive Methoden wie die Unterbrechung der Blutzufuhr zum Myom (Embolisation) die Radiofrequenzablation als moderne minimalinvasive Option oder medikamentöse Therapien. Die Wahl der Therapie hängt nicht nur von Ihren Bedürfnissen, Ihrem Alter oder Ihrem Kinderwunsch ab, sondern auch von der Lage und der Größe des Myoms. Wichtig ist, dass Ihre Ärztin mit Ihnen einen individuellen Therapieplan erstellt.

Für viele von uns bedeutet das Leben mit Myomen auch, mit zahlreichen Schwierigkeiten umzugehen, die für andere unsichtbar bleiben, wie chronischen Schmerzen, starken Menstruationsblutungen, einer durch Anämie verursachten Erschöpfung und der Sorge um die eigene Fruchtbarkeit. Diese Themen werden oft nicht offen angesprochen, und viele Frauen überzeugen sich selbst häufig davon, dass sie allein sind, es »normal« ist oder dass man »nichts dagegen machen« kann. Dabei sollten Sie diese Situation nicht als unvermeidlich akzeptieren, ohne vorher alle möglichen Optionen in Betracht gezogen zu haben.

Neben klaren und verständlichen Informationen, die Ihnen helfen, zusammen mit Ihrer Ärztin fundierte Entscheidungen über Ihren Körper zu treffen, ist es wichtig, die psychologischen und sozialen Auswirkungen von Myomen zu berücksichtigen – ein Aspekt, der häufig vernachlässigt wird. Einige Aktivitäten wie, den Beruf auszuüben, mit Freunden auszugehen oder Sport zu treiben, werden durch starke Menstruationsblutungen extrem erschwert. Das kann zu einer ständigen Einschränkung werden, die die Lebensqualität mindert und zu einem Gefühl der Isolation und Einsamkeit führen kann. Deshalb ist es wichtig, diesen Erfahrungen Raum zu geben, sich praktische Ratschläge zu holen, um diese Herausforderungen zu bewältigen, und Geschichten von Frauen zu teilen, die Lösungen gefunden haben und die Kontrolle über ihr Leben zurückgewinnen konnten.

Wie es zu Myomen kommt, ist sehr ungewiss. Es gibt verschiedene Faktoren, die das Risiko der Entwicklung von Myomen zu erhöhen scheinen, wie das Alter, die familiäre Vorgeschichte und Ernährungsgewohnheiten, aber die eigentliche Ursache ist noch nicht vollständig geklärt. Bekannt ist jedoch, dass Hormone eine entscheidende Rolle beim Wachstum von Myomen spielen, insbesondere Östrogen und Progesteron. Das bedeutet, dass für viele Frauen die medikamentöse Therapie, die auf die Hormonregulation abzielt, eine Lösung zur Kontrolle der Symptome oder zumindest zur Verlangsamung des Wachstums sein kann.

Der Weg durch die Diagnose, die Behandlung und das Management von Myomen kann herausfordernd sein, aber Sie müssen ihn nicht allein bewältigen. Durch die Informationen, Geschichten und Ratschläge in diesem Buch hoffen wir, eine hilfreiche Anleitung, eine beruhigende Begleitung und eine ständige Erinnerung daran zu bieten, dass jede Frau das Recht hat, sich um ihre Gesundheit zu kümmern, Fragen zu stellen, nach Antworten zu suchen und fundierte Entscheidungen über ihren Körper zu treffen.

Risikofaktoren für Myome

Es gibt verschiedene Risikofaktoren für die Entwicklung von Myomen, die wir Ihnen hier vorstellen möchten.

Familiäre Vorbelastung: Wenn andere Frauen in Ihrer Familie Myome hatten, ist es wahrscheinlicher, dass auch Sie welche entwickeln. Ein spezifisches Gen, das für die Entwicklung von Myomen verantwortlich ist, wurde jedoch noch nicht identifiziert.

Alter: Am häufigsten treten Myome im Alter zwischen 30 und 50 Jahren auf. Myome sind in der Pubertät selten vorhanden, sie bilden sich während der reproduktiven Jahre und neigen dazu, nach den Wechseljahren zu schrumpfen, wenn der Östrogenspiegel abnimmt. Man kann sagen, dass Myome eine Erkrankung sind, die hauptsächlich Frauen im gebärfähigen Alter betrifft. Die Diagnose von Myomen erfolgt am häufigsten in den Vierzigern. Es ist unklar, ob das auf eine verstärkte Myombildung in diesem Alter zurückzuführen ist oder darauf, dass sie aufgrund der hormonellen Veränderungen, die unser Leben in dieser Zeit begleiten, stärker wachsen.

Körpergewicht: Eine Gewichtszunahme kann das Wachstum von Myomen fördern, weil Körperfett an der Produktion von Östrogen beteiligt ist, einem Hormon, das vermutlich für das Größenwachstum der Myome verantwortlich ist. Wenige Studien haben den Zusammenhang zwischen Ernährung und dem Vorhandensein oder Wachstum von Myomen untersucht. Eine Studie hat gezeigt, dass der Verzehr von rotem Fleisch das Risiko für die Entwicklung von Myomen erhöhen könnte, während der Verzehr von Gemüse dieses Risiko zu senken scheint. Es ist jedoch schwierig, diese Ergebnisse zu interpretieren, weil die Studie weder die Kalorien- noch die Fettaufnahme berücksichtigt hat. Zudem ist noch unklar, ob es die Vitamine, Ballaststoffe oder andere Bestandteile wie Phytoöstrogene sind, die diese Effekte haben.

Sport: Frauen, die regelmäßig Sport treiben, haben ein um 40 Prozent geringeres Risiko im Vergleich zu denen, die keinen Sport treiben. Es ist nicht klar, ob dieser Unterschied auf die Auswirkungen von körperlicher Betätigung zurückzuführen ist oder darauf, dass ein schlankerer Körper die Umwandlung von Androgenen in Östrogene, die das Myomwachstum fördern, verringern könnte.

Orale Verhütungsmittel: Es besteht keine eindeutige Beziehung zwischen der Einnahme der Pille oder anderer oraler Verhütungsmittel und dem Vorhandensein oder Nichtvorhandensein von Myomen. Einige Studien haben von einem höheren Risiko berichtet, andere konnten keine signifikanten Unterschiede feststellen.

Hormontherapie: Bei den meisten Frauen mit Myomen in den Wechseljahren führte eine Hormonersatztherapie nicht zu einem Wachstum der Gebärmutter. Viele Frauen, die eine Hormonersatztherapie durchführten, verzeichneten keine wesentlichen Veränderungen der Myomgröße, und in einigen Fällen wurde sogar eine Verkleinerung beobachtet, insbesondere bei der Verwendung spezifischer Medikamente wie Raloxifen.

Rauchen: könnte das Risiko, Myome zu entwickeln, verringern, wahrscheinlich weil es die Verfügbarkeit von Östrogenen im Körper reduziert. Allerdings hat eine große Studie an afroamerikanischen Frauen kein verringertes Risiko festgestellt, möglicherweise weil bestimmte Substanzen im Rauch das Zellwachstum anregen und damit den östrogensenkenden Effekt ausgleichen könnten.

Verletzungen und Entzündungen: Einige Forscher haben die Hypothese aufgestellt, dass Verletzungen oder Entzündungen, die durch Umweltfaktoren, Infektionen oder Sauerstoffmangel verursacht werden, ein Grund für die Entstehung von

Myomen sein könnten. Solche Verletzungen könnten auch durch die Verringerung des Sauerstoffs während des Menstruationszyklus verursacht werden. Diese Theorie wurde jedoch noch nicht bestätigt.

Schwangerschaft: Während der Schwangerschaft können Myome aufgrund der erhöhten Produktion von Hormonen wie Östrogen und Progesteron, die das Wachstum fördern, an Größe zunehmen. Nach der Geburt, wenn die Gebärmutter wieder ihre normale Größe annimmt, hören Myome oft auf zu wachsen und können sich in einigen Fällen sogar verkleinern. Mehrere Schwangerschaften scheinen einen langfristigen schützenden Effekt zu haben, indem sie das Risiko, neue Myome zu entwickeln, verringern oder die Anzahl und Größe der bereits vorhandenen Myome reduzieren. Obwohl sich Myome in der Schwangerschaft vergrößern können, scheint die Schwangerschaft selbst langfristig einen positiven Effekt auf das Risiko für Myome zu haben.

Zusammenfassung

Die genauen Ursachen von Myomen sind nicht vollständig geklärt, aber es ist ziemlich sicher, dass Hormone, insbesondere Östrogene und Progesteron – die wichtigsten weiblichen Hormone – eine bedeutende Rolle spielen, weil sie das Wachstum von Myomen fördern.

Hormone: Ein weiterer wichtiger Faktor für das Wachstum und die Entwicklung von Myomen ist die erhöhte Empfindlichkeit der Myome für Hormone: Myomgewebe zeigt oft eine größere Menge an Östrogen- und Progesteronrezeptoren im Vergleich zu normalem Uterusgewebe. Das bedeutet, dass Myome intensiver auf das Vorhandensein dieser Hormone reagieren, die ihr Wachstum fördern. Allerdings entwickeln nicht alle Frauen mit hohen Östrogenspiegeln Myome, was darauf hindeutet, dass auch andere Faktoren wie Gene und Umwelt eine Rolle spielen.

Welche Symptome können Myome auslösen?

Sehr starke Blutungen oder Schmerzen im Beckenbereich können auf Myome hindeuten. Neben der Krankengeschichte wird Ihre Ärztin Sie auch nach Symptomen fragen.

Häufig werden »unsichtbare« Myome bei einer Vorsorgeuntersuchung entdeckt. Aber vielleicht haben Sie auch wegen Beschwerden einen Termin ausgemacht. In einem ausführlichen Gespräch (Anamnese) wird Ihre Ärztin nach Ihrer Krankengeschichte und Ihren Symptomen fragen. Das ist der erste Schritt, um Ihre persönliche Situation zu verstehen.

Ihre Krankengeschichte umfasst Informationen über vergangene Erkrankungen, mögliche Behandlungen, Operationen oder Allergien. Beschreiben Sie Ihre Symptome sehr genau, denn sie sind entscheidend, um die Ärztin zu einer mögliche Myom-Diagnose zu führen. Deshalb fragt sie manchmal scheinbar »langweilige« Details, wie zum Beispiel, wie viele Tage Ihre Menstruation dauert, wie stark Ihre Blutung ist oder ob Sie einen häufigeren Harndrang bemerkt haben. Myome können nämlich zu Harnproblemen führen, wenn sie groß genug sind, um auf die Blase zu drücken. Sie können auch starke Menstruationsblutungen oder Schmerzen verursachen, wenn sie sich in der Gebärmutterhöhle befinden.

Mit modernen bildgebenden Verfahren ist es möglich, Myome genau zu lokalisieren und ihre Eigenschaften zu bestimmen. Denn nicht alle Myome sind gleich. Größe, Lage und Anzahl spielen eine entscheidende Rolle für die Therapieentscheidung.

Johanna, 38 Jahre

Wieso bin ich immer müde und antriebslos?

» *Johanna fühlt sich seit einigen Monaten zunehmend erschöpft. Morgens wacht sie auf und hat das Gefühl, kaum geschlafen zu haben. Ihr Körper ist schwer, ihre Gedanken sind träge, und es fällt ihr schwer, sich zu konzentrieren. An der Arbeitsstelle merkt sie, dass ihr die Energie fehlt, um mit der gewohnten Motivation an ihre Aufgaben heranzugehen. Selbst in ihrer Freizeit hat sie oft das Bedürfnis, sich einfach hinzulegen und auszuruhen, anstatt sich mit Freunden zu treffen oder mit ihren Töchtern Zeit zu verbringen. Ihre Familie bemerkt die Veränderung. Früher war Johanna eine aktive Frau, die immer voller Energie war – jetzt wirkt sie niedergeschlagen und in sich gekehrt. Ihre Töchter überreden sie schließlich, einen Termin bei ihrer Hausärztin zu machen.*

1. Station: Hausärztin

Während des Gesprächs mit der Ärztin beschreibt Johanna ihre Symptome: Müdigkeit, Energielosigkeit, Konzentrationsprobleme. Die Ärztin zieht zunächst verschiedene Möglichkeiten in Betracht. Könnt es sich um eine Depression handeln? Oder ist vielleicht beruflicher Stress die Ursache? Um eine genauere Diagnose zu erhalten, werden Blutuntersuchungen durchgeführt. Dabei fällt auf, dass einige Werte leicht verändert sind, aber keine eindeutige Ursache für ihre Symptome erkennbar ist. Die Ärztin vermutet eine Schilddrüsenunterfunktion (Hypothyreose), eine Erkrankung, die oft mit Müdigkeit und Antriebslosigkeit einhergeht. Doch auch die Untersuchung der Schilddrüsenhormone bringt keine Klarheit – die Werte liegen im Normbereich.

Während Wochen und Monaten verstreichen, ohne dass eine klare Diagnose gestellt wird, beginnt Johanna, sich Sorgen zu machen. Sie fühlt sich unverstanden und ist frustriert, weil sie merkt, dass etwas in ihrem Körper nicht stimmt, aber niemand genau sagen kann, was es ist. Sie beginnt, sich selbst zu hinterfragen: Bildet sie sich ihre Beschwerden vielleicht nur ein?

Erst bei einem weiteren Arztbesuch erwähnt Johanna fast beiläufig, dass ihre Menstruationen sich verändert haben. Früher hatte sie regelmäßige und erträgliche Perioden, doch seit einiger Zeit sind ihre Blutungen extrem stark geworden. Manchmal dauern sie bis zu zwei Wochen an, und sie verliert so viel Blut, dass sie täglich mehrmals ihre Hygieneprodukte wechseln muss. Nachts wacht sie oft auf, weil sie durchgeblutet hat. Obwohl sie diese Veränderungen bemerkt hatte, hielt sie sie nicht für besonders relevant – schließlich ist der Menstruationszyklus etwas, das sich im Laufe des Lebens verändern kann. Die Ärztin empfiehlt ihr dringend, einen Termin bei ihrer Gynäkologin zu vereinbaren, um die Ursache der starken Blutungen zu klären.

2. Station: Gynäkologin

Bei der Gynäkologin erzählt Johanna noch einmal ihre Geschichte. Die Ärztin hört ihr aufmerksam zu und stellt gezielte Fragen: Wann genau haben die starken Blutungen begonnen? Gibt es weitere Beschwerden wie Unterbauchschmerzen oder Druckgefühle? Gab es Veränderungen im Zyklus? Nach diesem ausführlichen Gespräch folgt die erste gynäkologische Untersuchung. Die Ärztin tastet Johannas Bauch und Gebärmutter ab und bemerkt, dass der Uterus leicht vergrößert und unregelmäßig geformt ist.

Um eine genauere Diagnose zu erhalten, führt sie eine Ultraschalluntersuchung durch die Vagina durch. Der transvaginale Ultraschall liefert mithilfe einer vaginalen Sonde detaillierte Bilder der Gebärmutter und der Beckenstrukturen. Es ist ein wichtiges Mittel, um mögliche organische Anomalien zu identifizieren, die diese ungewöhnlichen Blutungen erklären könnten.

Endlich eine Diagnose!

Auf dem Bildschirm erkennt die Gynäkologin sofort die Ursache von Johannas Beschwerden: Sie hat mehrere Uterusmyome, gutartige Muskelknoten in der Gebärmutterwand. Besonders auffällig ist ein großes Myom an der Vorderwand der Gebärmutter (FIGO 2–5), das tief in die Gebärmutterhöhle hineinragt. Dieses Myom drückt auf die Gebärmutterschleimhaut und führt zu den starken Blutungen, die Johanna seit Monaten belasten. Die Anämie, die durch den hohen Blutverlust entstanden ist, ist die Hauptursache für ihre ständige Müdigkeit und Erschöpfung. Plötzlich ergibt alles Sinn: Ihre Symptome waren nicht psychisch oder stressbedingt, sondern eine direkte Folge des unerkannten Blutverlustes.

Johannas Fall zeigt, wie wichtig eine präzise Diagnostik ist. Ihre Symptome wurden zunächst auf Stress oder eine mögliche Depression zurückgeführt. Erst durch das genaue Nachfragen und die gezielten Untersuchungen konnte die tatsächliche Ursache – ein Myom – gefunden werden.

Zusammenfassung

Die Anamnese – ein ausführliches Gespräch über Symptome, Zyklusveränderungen und allgemeines Wohlbefinden – ist entscheidend, um erste Hinweise auf mögliche Ursachen zu erhalten. Die körperliche sowie die radiologischen Untersuchungen stellen den ersten Schritt zu einer korrekten Diagnose dar. Auf der einen Seite steht also die Krankengeschichte, auf der anderen die Technologie, die das Erzählte objektiviert und ergänzt, um die bestmögliche Behandlung zu finden.

Welche Symptome zeigen sich bei Myomen?

Myome sind für verschiedene Symptome verantwortlich. Hier stelle ich sie Ihnen ausführlich vor.

Anormale Blutungen

Vielleicht haben Sie sich schon einmal gefragt, ob Ihr Menstruationszyklus normal ist: Warum variiert meine Periode manchmal? Was bedeutet es, wenn meine Blutungen plötzlich stärker oder unregelmäßiger werden? – Diese Fragen stellen sich viele Frauen, vor allem, wenn sich Veränderungen im Zyklus bemerkbar machen oder Beschwerden auftreten.

Eines der häufigsten Symptome, die durch das Vorhandensein von Myomen verursacht werden, sind anormale Blutungen. Viele Frauen bemerken zunächst nur subtile Veränderungen, wie eine etwas längere oder stärkere Menstruation als gewohnt. Mit der Zeit kann sich das jedoch verstärken, bis die Blutungen so intensiv werden, dass sie den Alltag erheblich beeinträchtigen. Bevor wir über Menstruationsanomalien sprechen, ist es wichtig zu verstehen, was mit einem »normalen« Menstruationszyklus gemeint ist. Lesen Sie dazu den Exkurs »Der Menstruationszyklus« (Seite 20).

Das Verständnis dessen, was während eines normalen Menstruationszyklus passiert, ist von grundlegender Bedeutung dafür, mögliche Anomalien, wie übermäßige Blutungen, sogenannte anomale Uterusblutungen (AUB – Abnormal Uterine Bleeding), zu erkennen.

Entscheidend dabei ist nicht nur die Menge des verlorenen Blutes, sondern auch, welche Auswirkungen die Menstruation auf das tägliche Leben hat.

Der Menstruationszyklus

Der Menstruationszyklus ist ein komplexer, fein abgestimmter Prozess, der durch zyklische Veränderungen der weiblichen Sexualhormone gesteuert wird. Hauptakteure sind Östrogen und Progesteron.

Der Körper von uns Frauen bereitet sich jeden Monat auf eine mögliche Schwangerschaft vor. Dieser Prozess ist fein abgestimmt und wird durch ein komplexes Zusammenspiel verschiedener Hormone gesteuert. Bereits kleinste Veränderungen in diesem Gleichgewicht können den Zyklus beeinflussen, was erklärt, warum Stress, Krankheiten oder Gewichtsschwankungen manchmal zu Unregelmäßigkeiten führen. Die Gebärmutterschleimhaut (Endometrium) baut sich schrittweise auf, um optimale Bedingungen für eine befruchtetet Eizelle zu schaffen. Findet jedoch keine Befruchtung statt, wird diese Schleimhaut nicht benötigt und als Blutung abgestoßen – ein Prozess, der als Menstruation bezeichnet wird.

Ein typischer Menstruationszyklus dauert zwischen 24 und 38 Tage, wobei der Durchschnitt etwa 28 Tage beträgt. Dieser Zeitraum beschreibt die Zeitspanne zwischen dem ersten Tag einer Menstruationsblutung bis zum ersten Tag der nächsten Blutung. Obwohl individuelle Unterschiede bestehen, gilt ein Zyklus als regelmäßig, wenn die Schwankungen zwischen dem längsten und dem kürzesten Zyklus nicht mehr als sieben bis neun Tage betragen. Innerhalb dieses Zyklus gibt es verschiedenen Phasen: die Menstruationsphase, die Follikelphase, den Eisprung (Ovulation) und die Lutealphase.

Die Phase, die für uns Frauen am deutlichsten spürbar ist, ist die Menstruationsphase, die mit der eigentlichen Blutung einhergeht. Die Dauer dieser Blutungsphase variiert normalerweise zwischen drei und sieben Tagen, wobei viele Frauen eine Periode von etwa fünf Tagen erleben.

Ein weiterer wichtiger Aspekt ist die Menge des Blutes, das während der Menstruation verloren geht. Viele Frauen unterschätzen diese Blutmenge, weil sie sich auf mehrere Tage verteilt. Bei sehr starker Blutungen, die regelmäßig auftreten, kann sich eine Blutarmut entwickeln. Deshalb ist es wichtig, auf Symptome wie anhaltende Müdigkeit, Blässe oder Schwindel zu achten und diese mit der Ärztin zu besprechen. Im Durchschnitt verliert eine Frau pro Zyklus zwischen 30 und 80 ml Blut – das entspricht etwa zwei bis fünf Esslöffeln. Diese Blutmenge verteilt sich über die gesamten Menstruationstage und kann individuell unterschiedlich sein. Währen einige Frauen nur leichte Blutungen haben und mit wenigen Binden oder Tampons pro Tag auskommen, benötigen andere Frauen einen häufigeren Wechsel von Hygieneprodukten.

Ein regelmäßig funktionierender Menstruationszyklus ist ein Zeichen für eine gesunde hormonelle Balance. Jede Abweichung – sei es eine Verlängerung der Blutungsdauer, eine extrem hohe Blutmenge oder Zwischenblutungen – kann auf ein zugrundeliegendes Problem hinweisen.

Der Menstruationszyklus ist ein natürlicher, wiederkehrender Prozess, der den Körper auf eine mögliche Schwangerschaft vorbereitet. Doch was passiert genau in den verschiedenen Phasen dieses Zyklus? Und warum ist es so wichtig, diese Abläufe zu verstehen? Um Ihnen mehr Klarheit zu geben, schauen wir uns nun die einzelnen Phasen des Menstruationszyklus im Detail an. Ein besseres Verständnis hilft Ihnen nicht nur, Ihren Körper besser kennenzulernen, sondern auch, eventuelle Veränderungen oder Störungen frühzeitig zu erkennen. Darüber hinaus hilft das Wissen um den eigenen Zyklus auch, den eigenen Körper besser zu verstehen und bewusst auf ihn zu hören. Zyklustracking, egal ob mit einem Kalender, einer App oder durch Beobachtung von Symptomen wie Zervixschleim, kann wertvolle Hinweise auf Gesundheit, Fruchtbarkeit und Wohlbefinden geben.

Menstruationsphase (Tag 1–5): der Neuanfang

Die Menstruationsphase markiert den Beginn eines neuen Zyklus. Sie beginnt mit dem ersten Tag der Menstruationsblutung und ist für viele Frauen die offensichtlichste Phase, weil sie direkt spürbar ist. In dieser Phase stößt die Gebärmutter die Schleimhaut ab, die sich in der vorherigen Lutealphase aufgebaut hat. Das geschieht, weil keine Befruchtung stattgefunden hat und der Körper sich auf einen neuen Zyklus vorbereitet. Die Blutung besteht aus einem Gemisch aus Blut, Gebärmutterschleimhaut und Schleim, das durch leichte Kontraktionen der Gebärmutter nach außen transportiert wird.

Die Menstruationsphase ist für viele Frauen mit Beschwerden verbunden. Krampfartige Schmerzen, ein Ziehen im Unterbauch, Rückenschmerzen oder Kopfschmerzen sind typische Begleiterscheinungen, die durch die hormonellen Schwankungen und die Kontraktionen der Gebärmutter entstehen. Während einige Frauen kaum eingeschränkt sind, erleben andere starke Beschwerden, die den Alltag beeinträchtigen können.

Follikelphase (Tag 1–13): Vorbereitung auf den Eisprung

Während die Menstruationsblutung noch andauert, beginnt bereits die Follikelphase. Diese Phase verdankt ihren Namen den Follikeln, kleinen Bläschen in den Eierstöcken, die jeweils eine unreife Eizelle enthalten.

Unter dem Einfluss des follikelstimulierenden Hormons (FSH) beginnen mehrere Follikel zu wachsen. Doch nur einer dieser Follikel wird schließlich dominant und bereitet sich darauf vor, eine reife Eizelle freizusetzen. Gleichzeitig steigt der Östrogenspiegel, was zur allmählichen Regeneration der Gebärmutterschleimhaut führt. Die Gebärmutter beginnt also bereits in dieser Phase, sich erneut auf eine mögliche Schwangerschaft vorzubereiten. Viele Frauen bemerken während dieser Phase eine Veränderung ihres Energielevels. Oft fühlen sie sich vitaler, leistungsfähiger und haben ein verbessertes Hautbild – alles Effekte des steigenden Östrogenspiegels.

Der weibliche Körper bereitet sich jeden Monat auf eine mögliche Schwangerschaft vor. Dabei wird die Gebärmutterschleimhaut aufgebaut, um eine befruchtete Eizelle aufzunehmen. Geschieht das nicht, wird sie als Menstruationsblutung abgestoßen.

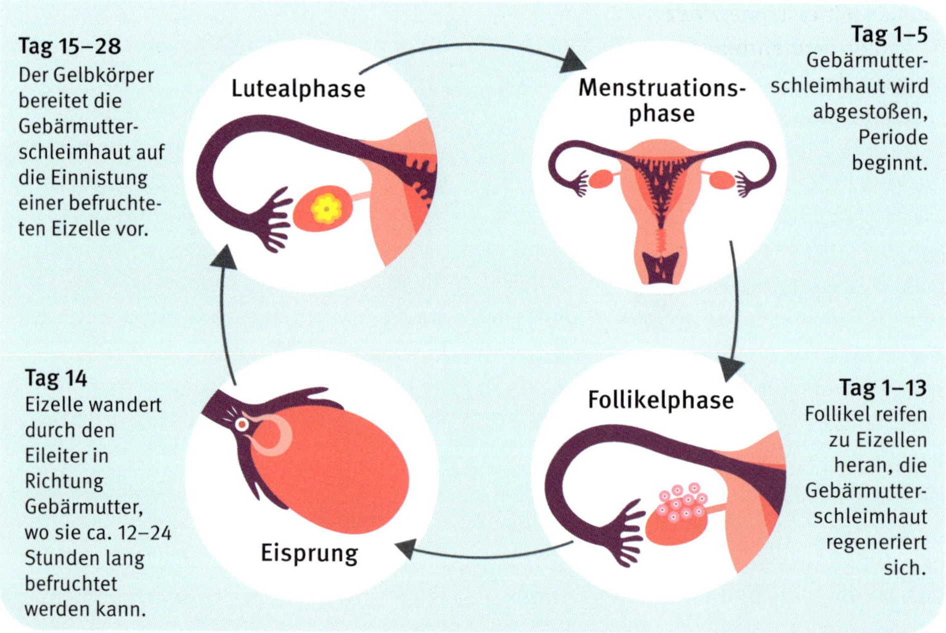

Der Eisprung (Tag 14): der Höhepunkt der Fruchtbarkeit

Der Eisprung (Ovulation) ist der zentrale Moment im Menstruationszyklus. Er tritt ungefähr in der Mitte des Zyklus auf, kann aber von Frau zu Frau leicht variieren. Der Eisprung wird durch einen plötzlichen Anstieg des luteinisierenden Hormons (LH) ausgelöst, das dafür sorgt, dass der dominante Follikel platzt und eine reife Eizelle freigibt. Diese Eizelle wandert durch den Eileiter in Richtung Gebärmutter, wo sie für etwa 12 bis 24 Stunden befruchtet werden kann.

Einige Frauen spüren den Eisprung als ein leichtes Ziehen oder Stechen auf einer Seite des Unterbauchs. Dieses Phänomen wird als Mittelschmerz bezeichnet. Andere bemerken vermehrten, spinnbaren Zervixschleim, der den Spermien den Weg zur Eizelle erleichtert.

Lutealphase (Tag 15–28): die entscheidende Phase

Nach dem Eisprung beginnt die Lutealphase, die ihren Namen vom sogenannten Gelbkörper (Corpus luteum) erhält. Er entwickelt sich aus den Überresten des geplatzten Follikels und produziert Progesteron, ein Hormon, dass die Gebärmutterschleimhaut weiter auf die Einnistung einer befruchteten Eizelle vorbereitet. Bleibt eine Befruchtung aus, beginnt der Gelbkörper nach etwa zehn Tagen zu degenerieren. Der Progesteronspiegel sinkt, wodurch die Gebärmutterschleimhaut nicht mehr aufrechterhalten werden kann.

Das leitet den nächsten Zyklus ein: Die Gebärmutter beginnt erneut, die Schleimhaut abzustoßen, und die Menstruation setzt ein. Während dieser Phase bemerken viele Frauen prämenstruelle Symptome (PMS). Stimmungsschwankungen, empfindliche Brüste und Wassereinlagerungen sind häufige Beschwerden, die durch die hormonellen Veränderungen entstehen.

Wenn eine Frau während ihrer Periode regelmäßig ihren Tagesablauf ändern muss, etwa weil sie ständig Zugang zu einer Toilette braucht oder weil sie nachts mehrmals aufstehen muss, um ihre Hygieneprodukte zu wechseln, kann das bereits ein Hinweis auf eine abnormale Menstruation sein.

Uterusmyome sind eine der häufigsten Ursachen für diese Veränderungen, insbesondere dann, wenn sie sich in der Nähe der Gebärmutterschleimhaut befinden oder das Wachstum des Endometriums beeinflussen.

Die Anomalien der Menstruationsblutung können in ihrer Intensität, Dauer und Häufigkeit variieren und werden wie folgt klassifiziert:

Polymenorrhö bezieht sich auf Menstruationszyklen, die in kürzeren Abständen auftreten, typischerweise weniger als 21 Tage zwischen den Zyklen. Das bedeutet, dass eine Frau häufiger als normal Menstruationsblutungen haben kann, was auf hormonelle Ungleichgewichte oder andere gynäkologische Erkrankungen hinweisen kann.

Oligomenorrhö ist praktisch das Gegenteil von Polymenorrhö und bezeichnet Menstruationszyklen mit deutlich längeren Intervallen, die länger als 35 Tage dauern. In einigen Fällen können sogar mehr als 90 Tage zwischen den Zyklen vergehen. Eine Oligomenorrhö kann durch Ovulationsstörungen wie das polyzystische Ovarialsyndrom (PCOS) verursacht werden.

Amenorrhö bezeichnet das Ausbleiben der Menstruation. Wenn eine Frau vor dem 16. Lebensjahr noch nie eine Menstruation hatte, spricht man von primärer Amenorrhö. Wenn eine Frau, die zuvor einen regelmäßigen Zyklus hatte, drei Monate hintereinander keine Menstruation hat, ohne schwanger, stillend oder in den Wechseljahren zu sein, spricht man von sekundärer Amenorrhö.

Metrorrhagie bezeichnet unregelmäßige Blutungen zwischen den Menstruationszyklen, also außerhalb des normalen Menstruationszeitraums. Sie können als leichte oder starke Blutungen auftreten und auf das Vorhandensein von Myomen hinweisen.

Menorrhagie bezeichnet übermäßige Blutungen in Bezug auf Menge und/oder Dauer. In diesem Fall kann die Menstruation länger als sieben Tage dauern und/oder es kommt zu einem Blutverlust von mehr als 80 ml während des gesamten Menstruationszyklus. Diese Anomalien können oft zu einer Anämie führen, wenn sie nicht behandelt werden. Eine Anämie ist häufig ein Symptom, das mit dem Vorhandensein von Uterusmyomen in Verbindung gebracht wird.

Menometrorrhagie ist eine Kombination der beiden letzten Menstruationsstörungen. Es handelt sich um übermäßige

Menstruationsblutungen sowohl in Bezug auf die Menge als auch auf die Dauer, begleitet von Blutungsepisoden außerhalb der normalen Menstruationszyklen.

Hypermenorrhö zeigt sich ähnlich wie Menorrhagie, ist jedoch gekennzeichnet durch einen übermäßigen Menstruationsfluss, wobei vor allem die Menge vergrößert ist, nicht die Dauer. Wenn die Dauer ebenfalls verlängert ist, spricht man von Hypermenorrhagie.

Verschiedenartige Schmerzen

Einige der häufigsten Symptome, die mit Myomen, insbesondere mit großen Myomen, verbunden sind, sind Beckenschmerzen oder ein Druckgefühl im Unterbauch. Diese Symptome entstehen dadurch, dass das Myom, wenn es wächst, die benachbarten Organe komprimieren kann, was zu einem Gefühl von Schwere oder konstantem Druck im Beckenbereich führt. Der Schmerz kann dauerhaft sein oder periodisch auftreten und in einigen Fällen in den Rücken oder die Beine ausstrahlen. Insbesondere bei großen Myomen können auch Rückenschmerzen auftreten. Das geschieht, wenn die Myome auf die Nerven im unteren Rücken drücken.

Intramurale Myome entstehen in der Muskelschicht der Gebärmutterwand. Sie sind besonders dafür bekannt, Beckenschmerzen und Druck zu verursachen, weil sie die Gebärmutterwand ausdehnen und benachbarte Strukturen komprimieren können.

Subseröse Myome wachsen auf der Außenseite der Gebärmutter. Sie können benachbarte Organe, einschließlich des Darms, komprimieren. Das kann, insbesondere bei Kompression des Rektums, zu Verstopfung oder Schwierigkeiten bei der Darmentleerung führen. In einigen Fällen kann die Verstopfung chronisch werden und auf traditionelle Behandlungen nicht ansprechen, bis das Myom entfernt wird. Wenn subseröse Myome die Blase komprimieren, kann eines der Symptome ein erhöhter Harndrang oder das Gefühl eines dringenden Harndranges sein. In schwereren Fällen kann es zu Harnverhalt kommen, bei dem die Kompression so stark ist, dass die vollständige Entleerung der Blase verhindert wird.

Submuköse Myome wachsen unter der Gebärmutterschleimhaut und ragen in die Gebärmutterhöhle hinein. Sie verursachen oft eine Dyspareunie, das heißt Schmerzen beim Geschlechtsverkehr. Gleiches gilt für Myome, die sich in der Nähe des Gebärmutterhalses befinden.

Mehr dazu lesen Sie im Kapitel »Wie werden Myome klassifiziert?« (Seite 32).

Diagnostische Methoden

Nachdem Ihre Ärztin Sie nach Symptomen gefragt hat, wird sie Ihr Becken abtasten. Dann folgt in der Regel ein Ultraschall durch die Vagina, um Myome zu erkennen.

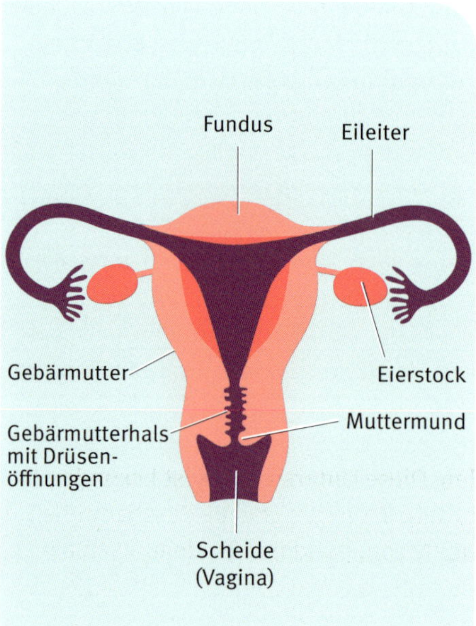

Die Diagnose eines Myoms basiert hauptsächlich auf einer Kombination von Symptomen, die Sie Ihrer Ärztin berichten, und instrumentellen Untersuchungen, die es ermöglichen, die Gebärmutter zu visualisieren und eventuelle Anomalien zu identifizieren.

Der erste Schritt ist eine Beckenuntersuchung, die von der Gynäkologin durchgeführt wird. Während der Untersuchung kann sie etwaige Massen oder anormale Vergrößerungen im Gebärmutterbereich ertasten, die auf Myome hinweisen könnten. Da Myome jedoch in Größe und Lage stark variieren können, reicht die Beckenuntersuchung allein oft nicht aus, um eine vollständige Diagnose zu stellen.

Ultraschall

Das transvaginale Ultraschallgerät ist eines der am häufigsten verwendeten Diagnoseinstrumente und dient als Erstuntersuchung zur Identifizierung von Myomen. Es sendet hochfrequente Schallwellen, um detaillierte Bilder der Gebärmutter zu erstellen. Während der Untersuchung wird eine kleine Ultraschallsonde in die Vagina eingeführt, was eine klare Sicht auf die Myome in der Gebärmutter ermöglicht. Der transvaginale Ultraschall ist besonders nützlich, um die Größe und Lage der Myome zu bestimmen und auch kleinere Myome zu erkennen.

Bei sehr großen Myomen, bei denen eine Visualisierung der gesamten Bauchhöhle erforderlich ist, kann ein Bauch-Ultraschall (abdominaler Ultraschall) durchgeführt werden. Obwohl er weniger detailliert ist als der transvaginale Ultraschall, bietet er eine ergänzende Sicht, insbesondere wenn große Myome vermutet werden.

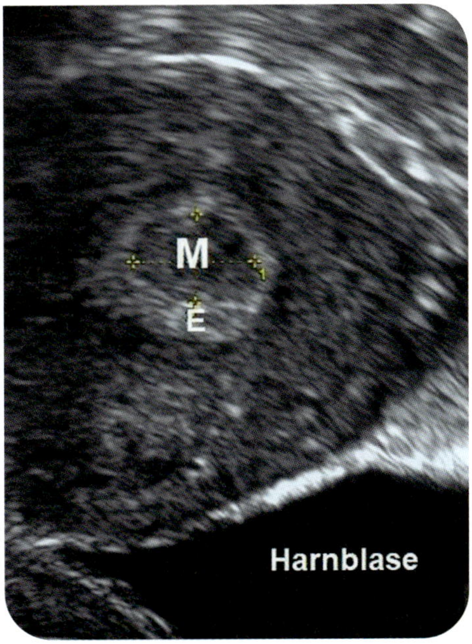

Beispiel für ein Myom im Ultraschall
M = Myom, E = Endometrium (Gebärmutterschleimhaut)
(Quelle: Grab D, Lato K. Sonografische Hinweiszeichen und Klassifikation. In: Geipel A, Hoopmann M, Kagan K, Hrsg. Kursbuch Ultraschall in der Gynäkologie und Geburtshilfe. 1. Auflage. Stuttgart: Thieme; 2022.)

Magnetresonanztomographie (MRT)

Wenn die Myome besonders zahlreich oder komplex sind oder an schwer zugänglichen Stellen liegen, die mit der vaginalen Ultraschallsonde schwer zu erkennen sind, können mithilfe der Magnetresonanztomographie (MRT) präzisere und detailliertere Bilder der Gebärmutter gemacht werden. Die MRT verwendet Magnetfelder und Radiowellen, um dreidimensionale Bilder der inneren Strukturen des Körpers zu erstellen. Diese Untersuchung ist besonders nützlich, um die genaue Beschaffenheit der Myome und ihre Beziehung zu anderen Beckenorganen zu bestimmen. Sie wird häufig zur Planung chirurgischer Eingriffe verwendet, weil sie eine detaillierte Karte der Lage der Myome liefert.

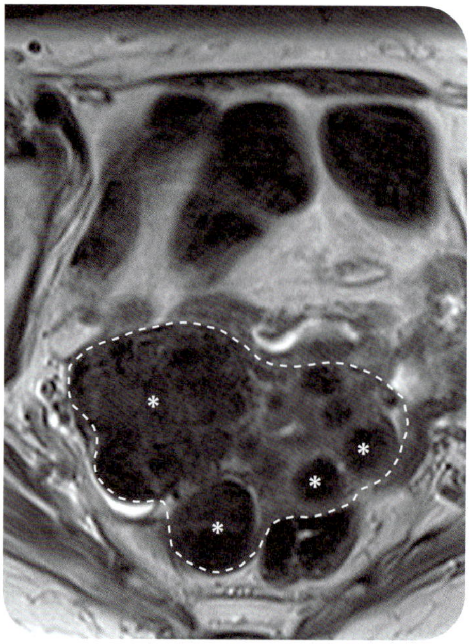

Beispiel für ein Myom in der Magnetresonanztomographie (MRT)
(Quelle: Engelbrecht V. Uterusmyom. In: Reiser M, Kuhn F, Debus J, Hrsg. Duale Reihe Radiologie. 4., vollständig überarbeitete Auflage. Stuttgart: Thieme; 2017.)

Hysteroskopie

Falls eine Visualisierung der Gebärmutterhöhle erforderlich ist, kann auf eine minimalinvasive diagnostische Methode wie die Hysteroskopie zurückgegriffen werden. Dabei wird ein kleines Instrument mit einer Kamera (Hysteroskop) durch die Vagina und den Gebärmutterhals in die Gebärmutter eingeführt. Diese diagnostische Praxis kann auch zur Entfernung sogenannter submuköser Myome verwendet werden, die sich unter der Gebärmutterschleimhaut befinden (Seite 32). Dabei wird ein sogenanntes Resektoskop eingeführt. Dieses Instrument hat neben einer Kamera auch eine kleine Drahtschlinge, mit der das Myom Stück für Stück vorsichtig abgetragen werden kann.

Klassifikation von Myomen

Myome können sich an unterschiedlichen Stellen in der Gebärmutter entwickeln. Dort lösen sie verschiedene Symptome aus und müssen entsprechend behandelt werden.

Anna, 42 Jahre

Plötzlich konnte ich kein Wasser mehr lassen

» *Anna ist eine lebensfrohe Frau, die ihre Freizeit gerne mit Freunden verbringt. An diesem Abend freut sie sich besonders – sie ist zu einer Geburtstagsfeier eingeladen. Die Musik läuft im Hintergrund, es wird viel gelacht, angestoßen und in Erinnerung geschwelgt. Die Atmosphäre ist unbeschwert, die Gespräche leicht, und Anna genießt die Gesellschaft.*

Doch plötzlich durchfährt sie ein stechender Schmerz im Unterbauch. Es ist kein gewöhnliches Ziehen, wie sie es während ihrer Periode schon manchmal gespürt hat. Der Schmerz ist intensiv, drückend, fast erdrückend. Zunächst ignoriert sie ihn, denkt, dass er vielleicht von etwas stammt, was sie gegessen hat, oder dass sie einfach zu lange gestanden hat. Doch Minuten vergehen, und der Schmerz wird stärker. Als sie sich ins Bad zurückzieht, bemerkt sie mit Schrecken, dass sie nicht mehr urinieren kann. Der Druck in ihrem Unterbauch nimmt wieder zu, ihre Blase fühlt sich prall an, aber es kommt kein Tropfen. Ein Gefühl der Panik steigt in ihr auf. Sie versucht, ruhig zu bleiben, aber die Schmerzen lassen nicht nach.

Als sie ihren Zustand einer Freundin anvertraut, wird schnell klar: Sie sollte sofort ins Krankenhaus. In der Notaufnahme wird sie von einer Ärztin untersucht, die verschiedene Tests durchführt. Blutwerte, Urinuntersuchung, ein Ultraschall. Schließlich steht die Diagnose fest: ein subseröses Myom an der Vorderwand der Gebärmutter, das auf die Blase drückt.

Anna ist überrascht. Ein Myom? Sie hatte zwar von diesen gutartigen Tumoren gehört, aber nie gedacht, dass sie selbst betroffen sein könnte. Warum hatte sie vorher keine Symptome? Warum traten die Beschwerden so plötzlich auf? Und vor allem: Was bedeutet diese Diagnose für sie?

Annas Geschichte zeigt deutlich, wie entscheidend die genaue Lage eines Myoms für die Symptome ist. Es gibt nicht das eine Myom – stattdessen können sich Myome an verschiedenen Stellen der Gebärmutter entwickeln, und ihre Auswirkungen auf den Körper sind je nach Lage völlig unterschiedlich. Während einige Frauen nur leichte Beschwerden oder gar keine Symptome haben, können andere – wie Anna – plötzlich unter massiven Schmerzen oder Funktionsstörungen leiden.

Das Wissen um die Klassifikation von Myomen ist kein technisches Detail, sondern essenziell für die Diagnose und die Wahl der optimalen Behandlung. Nur wenn genau bekannt ist, wo Ihr Myom sitzt, kann erklärt werden, warum Sie bestimmte Symptome haben und welche Therapieoptionen sinnvoll sind.

Myome können in ihrer Größe stark variieren – von wenigen Millimetern bis zu über 10 cm Durchmesser. Manche wachsen langsam über Jahre, andere entwickeln sich schneller. Einige bleiben unauffällig, während andere erhebliche Beschwerden verursachen. Was oft übersehen wird: Die Symptome können sich im Laufe der Zeit verändern. Ein Myom, das lange keine Probleme gemacht hat, kann durch weiteres Wachstum plötzlich Schmerzen, Blutungsstörungen oder Druck auf Organe verursachen.

Wo können sich Myome entwickeln?

Die genaue Klassifikation von Myomen basiert hauptsächlich auf ihrer Lage in der Gebärmutter. Je nachdem, wo sie sich befinden, können sie sehr unterschiedliche Beschwerden hervorrufen. So wie Annas Myom, das auf die Blase drückte, gibt es auch Myome, die andere Organe beeinträchtigen oder die Menstruation stark beeinflussen.

Stellen wir uns vor, Annas Myom hätte sich nicht an der Vorderwand, sondern an der Rückseite der Gebärmutter befunden. In diesem Fall hätte sie wahrscheinlich keine Probleme mit dem Wasserlassen gehabt. Stattdessen hätte sie vielleicht unter Verstopfung oder Schmerzen beim Stuhlgang gelitten, weil das Myom den Darm komprimiert hätte.

Was wäre, wenn das Myom nicht außen an der Gebärmutter, sondern innerhalb der Gebärmutterhöhle gelegen hätte? Dann wären wahrscheinlich starke Blutungen das Hauptproblem gewesen. Diese unterschiedlichen Auswirkungen zeigen, warum eine präzise Klassifikation der Myome so wichtig ist – nicht nur für die Diagnose, sondern auf für die Wahl der richtigen Therapie.

Ein weiterer wichtiger Aspekt, der vielen Frauen nicht bewusst ist, ist die Möglichkeit, dass sich ein Myom um seine eigene Achse drehen kann. Besonders subseröse Myome, die durch einen dünnen Stiel mit der Gebärmutter verbunden sind, haben das Risiko, sich zu verdrehen. In solchen Fällen wird die Blutzufuhr zum Myom abrupt unterbrochen – ein Vorgang, der mit extremen Schmerzen verbunden sein kann. Dieser Zustand, bekannt als Myomtorsion, kann sich plötzlich entwickeln und ist oft so schmerzhaft, dass er einen Notfalleingriff erforderlich macht.

Das Verständnis der Myomklassifikation ist daher nicht nur eine rein akademische Übung – es ermöglicht Ihnen, Ihre Situation besser zu verstehen und mit Ihrer Ärztin fundierte Entscheidungen über Ihre Behandlung zu treffen.

Auf den nächsten Seiten werden wir uns die verschiedenen Myomtypen genauer ansehen und erklären, wie ihre Lage in der Gebärmutter die Symptome und Therapieoptionen beeinflusst.

Die genaue Lage des Myoms ist entscheidend für die Therapie.

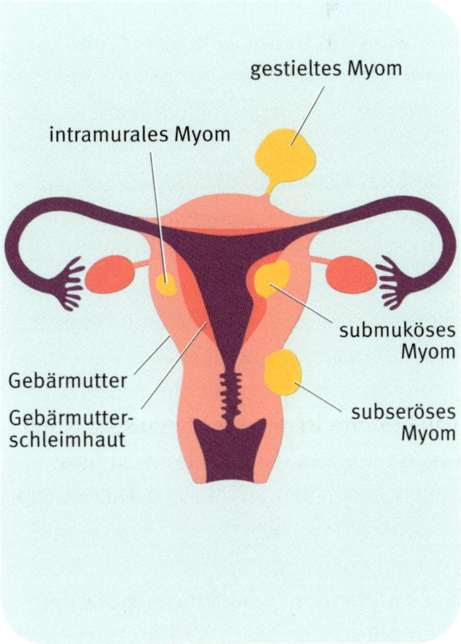

Wie werden Myome klassifiziert?

Nachdem wir gesehen haben, dass Myome sich an verschiedenen Stellen der Gebärmutter entwickeln können und ganz unterschiedliche Symptome verursachen, stellt sich die Frage: Wie werden sie eigentlich genau klassifiziert?

Die genaue Einteilung von Uterusmyomen ist nicht nur für Fachleute von Bedeutung, sondern hilft auch betroffenen Frauen, ihre eigene Diagnose besser zu verstehen. Viele Patientinnen erhalten eine allgemeine Diagnose wie »Sie haben ein Myom«, ohne zu wissen, wo es liegt, wie es sich verhält oder welche Behandlungsmöglichkeiten am besten geeignet sind. Dabei gibt es erhebliche Unterschiede zwischen den verschiedenen Myomtypen, die sich auf die Beschwerden und die Therapieentscheidungen auswirken können.

Eine detaillierte Klassifikation ermöglicht es, gezieltere Behandlungen zu wählen – von medikamentösen Optionen bis hin zu chirurgischen Eingriffen. Besonders in den letzten Jahrzehnten wurde daran gearbeitet, eine international anerkannte Systematik für die Einteilung von Myomen zu entwickeln, um weltweit eine einheitliche Grundlage für Diagnose und Therapie zu schaffen.

Traditionell werden Uterusmyome in drei Hauptkategorien unterteilt, die sich auf ihre Lage in der Gebärmutter beziehen. Diese Unterscheidung ist essenziell, weil sie bestimmt, welche Symptome auftreten und welche Therapiemöglichkeiten infrage kommen.

Submuköse Myome: Myome in der Gebärmutterhöhle

Submuköse Myome sind eine der häufigsten Ursache für starke und langanhaltende Menstruationsblutungen. Sie wachsen direkt unter der inneren Schleimhaut der Gebärmutter (Endometrium) und ragen oft in die Gebärmutterhöhle hinein. Durch ihre Lage beeinflussen sie die Kontraktionen der Gebärmutter und verhindern eine normale Blutstillung nach der Menstruation, was zu sehr starken, verlängerten oder unregelmäßigen Blutungen führt.

Frauen mit submukösen Myomen berichten oft über plötzliche Blutungsanfälle, die schwer zu kontrollieren sind. Einige müssen regelmäßig doppelte Hygieneprodukte verwenden, weil die Blutung so stark ist, dass normale Tampons oder Binden nicht ausreichen. In schweren Fällen kann der Blutverlust so hoch sein, dass er zu chronischer Anämie führt, begleitet von Müdigkeit, Schwindel und Konzentrationsproblemen – ähnlich wie bei Johanna (Seite 17).

Ein weiteres Problem submuköser Myome ist ihre Wirkung auf die Fruchtbarkeit. Weil sie die Gebärmutterhöhle verändern, können sie die Einnistung einer befruchteten Eizelle erschweren oder das Risiko für Fehlgeburten erhöhen. Deshalb wird Frauen mit Kinderwunsch oft eine frühzeitige Entfernung empfohlen. Die effektivste Behandlung ist in diesen Fällen die Hysteroskopie (Seite 45), ein minimalinvasives Verfahren, bei dem das Myom direkt aus der Gebärmutterhöhle entfernt wird.

Intramurale Myome: die häufigsten Myome

Intramurale Myome sind die am häufigsten diagnostizierten Myome. Sie wachsen innerhalb der Muskelschicht der Gebärmutter (Myometrium) und können dazu führen, dass die Gebärmutter insgesamt vergrößert wird. Diese Myome können verschiedene Symptome verursachen, je nach ihrer Größe und genauen Lage:

- Druckgefühl im Becken
- übermäßige Menstruationsblutungen (oft in Kombination mit starken Krämpfen)
- Beckenschmerzen oder ein chronisches Schweregefühl
- Schmerzen beim Geschlechtsverkehr

In einigen Fällen bleibt ein intramurales Myom lange unbemerkt, bis es so groß geworden ist, dass es die benachbarte Organe beeinträchtigt. Große intramurale Myome können zum Bespiel auf die Blase drücken und häufigen Harndrang verursachen oder auf den Darm drücken und Verstopfung auslösen.

Die Behandlung intramuraler Myome ist oft komplexer als die von submukösen Myomen. Während kleine Myome hormonell behandelt werden können (Seite 41), benötigen größere oder symptomatische Myome chirurgische Eingriffe. Dabei kann eine laparoskopische oder laparotomische Myomektomie (Seite 45) erforderlich sein, je nach Größe und Lage des Myoms.

Subseröse Myome: Myome außerhalb der Gebärmutter

Subseröse Myome wachsen auf der Außenseite der Gebärmutterwand und ragen in die Bauchhöhle hinein. Da sie sich außerhalb der Gebärmutterhöhle befinden, verursachen sie in der Regel keine starken Blutungen, können aber andere Symptome hervorrufen. Die Beschwerden hängen davon ab, welches Organ das Myom beeinträchtigt.

- Druck auf die Blase: häufiger Harndrang oder Schwierigkeiten beim Wasserlassen
- Druck auf den Darm: Verstopfung oder schmerzhafte Stuhlentleerung
- unspezifische Schmerzen im Unterbauch

Ein besonderes Risiko besteht, wenn subseröse Myome an einemdünnen Stiel hängen (gestielte Myome). Sie können sich um ihre eigene Achse drehen und dabei die Blutzufuhr abschnüren, was plötzliche starke Schmerzen verursacht. Die chirurgische Entfernung subseröser Myome ist oft erforderlich, insbesondere wenn sie groß werden und auf benachbarte Organe drücken.

Detaillierte FIGO-Klassifikation von Myomen

Um eine noch präzisere Einteilung zu ermöglichen, hat die International Federation of Gynecology and Obstetrics (FIGO) im Jahr 2011 eine detaillierte Klassifikation entwickelt. Diese Einteilung wurde 2018 leicht überarbeitet und unterteilt Myome in neun Kategorien (0 bis 8), abhängig von ihrer Lage in der Gebärmutter.

Typ 0: submukös, gestielt intrakavitär: Diese Myome befinden sich vollständig innerhalb der Gebärmutterhöhle und sind mit einem dünnen Gewebestiel an der Wand der Gebärmutterschleimhaut befestigt. Aufgrund ihrer Lage können sie die normale Funktion des Endometriums stören, was zu starken und unregelmäßigen Blutungen führt. Zudem können sie die Einnistung einer befruchteten Eizelle beeinträchtigen, was das Risiko von Fehlgeburten erhöht. Die bevorzugte Behandlungsmethode ist die Hysteroskopie (Seite 45), bei der das Myom minimalinvasiv entfernt wird.

Typ 1: submukös, weniger als 50 % intramural: Diese Myome liegen unter der Gebärmutterschleimhaut, wobei sie zu weniger als der Hälfte in die Muskelschicht der Gebärmutter hineinragen. Sie können zu verlängerten Menstruationsblutungen und Anämie führen. Die Entfernung erfolgt häufig hysteroskopisch (Seite 45), insbesondere wenn die Patientin unter starken Symptomen leidet oder einen Kinderwunsch hat.

Typ 2: submukös, mehr als 50 % intramural: Diese Myome ragen zu mehr als der Hälfte in die Muskelschicht der Gebärmutter hinein, während sie gleichzeitig in die Gebärmutterhöhle vorstehen. Sie sind oft schwieriger zu entfernen und erfordern möglicherweise eine Kombination aus hysteroskopischen und laparoskopische Techniken (Seite 45). Symptome können starke Menstruationsblutungen und Schmerzen sein.

Typ 3: 100 % intramural mit Kontakt zum Endometrium: Die vollständig in der Muskelschicht gelegenen Myome haben Kontakt zur Gebärmutterschleimhaut, beeinflussen jedoch nicht die Form der Gebärmutterhöhle. Sie können zu Blutungsstörungen und Schmerzen führen. Die Behandlung hängt von der Größe und den Symptomen ab und kann medikamentös oder chirurgisch erfolgen.

Typ 4: intramural: Diese Myome befinden sich vollständig innerhalb der Muskelschicht der Gebärmutter, ohne Kontakt zur Gebärmutterschleimhaut oder zur äußeren Oberfläche der Gebärmutter. Sie können die Gebärmutter vergrößern und Druck auf umliegende Organe ausüben, was zu Symptomen wie Schmerzen, häufigem Harndrang oder Verstopfung führt. Die Behandlung richtet sich nach der Symptomatik und kann von der Beobachtung bis hin zur chirurgischen Entfernung reichen.

Typ 5: subserös, mehr als 50 % intramural: Diese Myome wachsen unter der äußeren Schicht der Gebärmutter, wobei sie zu mehr als der Hälfte in die Muskelschicht hineinragen. Sie können die äußere Kontur der Gebärmutter verändern und Druck auf benachbarte Organe ausüben. Symptome können Schmerzen und Druckgefühl sein. Die Behandlung kann je nach Größe und Symptomen variieren.

Typ 6: subserös, weniger als 50 % intramural: Diese Myome wachsen ebenfalls unter der äußeren Schicht der Gebärmutter, ragen jedoch zu weniger als der Hälfte in die Muskelschicht hinein. Sie verursachen selten Symptome und werden oft nur beobachtet, es sei denn, sie verursachen Beschwerden.

Typ 7: subserös, gestielt: Diese Myome sind durch einen Stiel mit der äußeren Oberfläche der Gebärmutter verbunden und können in die Bauchhöhle hineinragen. Sie können sich um ihre eigene Achse drehen, was zu plötzlichen Schmerzen führt. In solchen Fällen ist eine chirurgische Entfernung erforderlich.

Typ 8: Diese Kategorie umfasst Myome, die an ungewöhnlichen Stellen wie dem Gebärmutterhals oder außerhalb der Gebärmutter auftreten. Sie können verschiedene Symptome verursachen und erfordern oft eine individuelle Behandlungsplanung.

Hybrid-Myome: Einige Myome betreffen sowohl die Gebärmutterschleimhaut als auch die äußere Oberfläche der Gebärmutter. In solchen Fällen werden zwei Typen angegeben, zum Beispiel 2–5, um die Beteiligung beider Bereiche zu kennzeichnen.

Die FIGO-Klassifikation ermöglicht eine präzise Beschreibung der Myome, was für die Planung der Behandlung und das Verständnis der möglichen Symptome von großer Bedeutung ist. Sie dient als standarisiertes System, um die Kommunikation zwischen Ärztinnen zu erleichtern und die bestmögliche Versorgung der Patientinnen sicherzustellen.

Mit der FIGO-Klassifikation kann die Lage von Myomen sehr genau beschrieben werden.

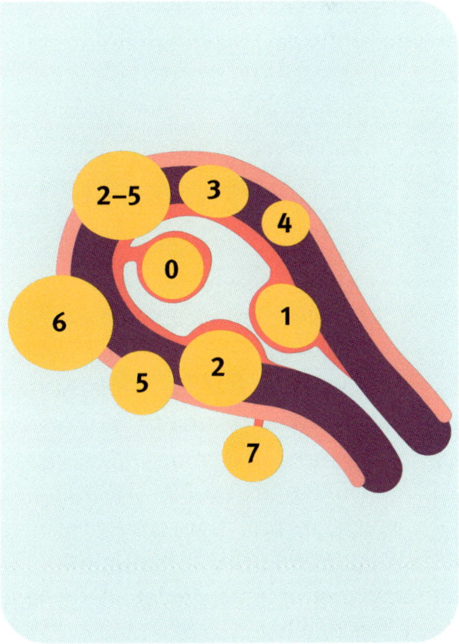

Behandlung von Myomen

Nicht jedes Myom muss behandelt werden. Entscheidend ist, ob und welche Beschwerden es verursacht und wie sehr es das Leben beeinträchtigt.

Ist die Behandlung eines Myoms nötig, gibt es je nach Lage und Symptomen unterschiedliche Behandlungsmöglichkeiten, die von Medikamenten über minimalinvasive Therapien bis zu Operationen reichen.

Charlotte, 45 Jahre

Starke Blutungen, Schmerzen und starker Harndrang – steckt etwas Schlimmes dahinter?

» *Charlotte führt ein aktives Leben. Sie liebt es, sich mit Freunden zu treffen, nach der Arbeit Sport zu treiben und Wochenendausflüge zu unternehmen. Doch in den letzten Monaten bemerkt sie Veränderungen in ihrem Körper, die ihren Alltag zunehmend beeinträchtigen.*

Zunächst fällt ihr auf, dass ihre Menstruationsblutungen stärker geworden sind. Was früher vier bis fünf Tage dauerte, zieht sich nun oft über eine ganze Woche hin. Zudem sind die Blutungen nicht nur länger, sondern auch deutlich intensiver. Sie muss häufiger ihre Hygieneprodukte wechseln und hat das Gefühl, dass die Periode sie in ihrem Alltag einschränkt. Es ist nicht mehr so einfach, während der Menstruation durch den Tag zu kommen – sie muss immer darauf vorbereitet sein, dass die Blutung unvorhersehbar stark wird.

Gleichzeitig verspürt sie einen unangenehmen Druck im Unterbauch. Zunächst denkt sie, dass das vielleicht mit ihrer Verdauung zusammenhängt oder durch Stress verursacht wird. Doch als sie bemerkt, dass sie auch häufiger zur Toilette muss, beginnt sie, sich Sorgen zu machen. Tagsüber sucht sie ständig eine Toilette auf, nachts wird sie mehrmals wach, weil sie Harndrang verspürt. Anfangs schiebt sie das auf eine zu hohe Flüssigkeitszufuhr oder Blasenprobleme, doch mit der Zeit wird ihr klar: Etwas stimmt nicht.

Nach einigen Monaten des Zögerns fasst Charlotte den Entschluss, einen Termin bei ihrer Gynäkologin zu vereinbaren. Sie möchte endlich Klarheit über ihre Beschwerden. Während des Gesprächs erzählt sie von ihren starken Blutungen, dem zunehmenden Druckgefühl im Unterbauch und der Veränderung beim Wasserlassen.

Die Gynäkologin führ zunächst eine manuelle Untersuchung durch und stellt fest, dass die Gebärmutter leicht vergrößert und unregelmäßig geformt ist. Um eine genauere Diagnose zu erhalten, führt sie eine transvaginale Ultraschalluntersuchung durch, mit der sich die Gebärmutter und eventuelle Veränderungen besser darstellen lassen.

Auf dem Bildschirm sieht die Ärztin sofort die Ursache von Charlotte Beschwerden: mehrere intramurale Myome, von denen das größte einen Durchmesser von 6 cm hat. Diese Myome befinden sich in der Muskelschicht der Gebärmutter und haben dazu geführt, dass sich die Gebärmutter insgesamt vergrößert hat. Dadurch entsteht der Druck auf die Blase, was den häufigen Harndrang erklärt. Zudem sorgen die Myome dafür, dass die Gebärmutterschleimhaut sich ungleichmäßig aufbaut, was die Ursache für die starken und langanhaltenden Blutungen ist.

Charlotte atmet tief durch. Einerseits ist sie erleichtert, dass ihre Symptome eine klare Ursache haben – sie hatte sich bereits Sorgen gemacht, dass etwas Ernstes dahinterstecken könnte. Andererseits stellt sich ihr nun eine ganz neue Frage: Was kann man dagegen tun? «

Da wir genau wissen, dass Charlottes Beschwerden durch intramurale Myome verursacht werden, stellt sich die entscheidende Frage: Welche Therapie ist für sie die beste?

Nachdem wir uns im vorherigen Kapitel ausführlich mit der Klassifikation der Myome (Seite 34) befasst haben, können wir Charlottes Fall nun gezielt einordnen. Ihr größtes Myom befindet sich vollständig innerhalb der Gebärmuttermuskulatur (intramural) und hat einen Durchmesser von 6 cm. Wie wir gelernt haben, fällt es damit in die FIGO-Kategorie Typ 4: ein Myom, das sich tief in der Muskelschicht der Gebärmutter befindet und durch sein Wachstum die Form und Funktion des Uterus beeinflusst. Diese Einordnung hilft uns, Charlottes Symptome besser zu verstehen:

- starke und verlängerte Menstruationsblutungen, weil das Myom die Kontraktion der Gebärmutter beeinträchtigt
- Druckgefühl im Unterbauch, weil die Gebärmutter insgesamt vergrößert ist
- häufiger Harndrang, weil das Myom auf die Blase drückt

Dank unseres Wissens über die Myomklassifikation können wir nun gezielt nach einer Behandlung suchen, die Charlottes Beschwerden effektiv lindert.

In den nächsten Abschnitten werden wir die verschiedenen Behandlungsoptionen für Charlotte betrachten. Jede Methode hat Vor- und Nachteile und die Wahl der richtigen Therapie hängt von mehreren Faktoren ab. Es sind:

- Größe und Lage des Myoms
- Intensität der Symptome
- Charlottes allgemeiner Gesundheitszustand
- ihre persönlichen Wünsche und Erwartungen an die Behandlung

Am Ende dieses Kapitels werden wir gemeinsam überlegen, welcher therapeutische Ansatz für unsere Freundin Charlotte am besten geeignet ist.

Nicht alle Myome müssen behandelt werden

Bevor wir uns den spezifischen Therapien widmen, ist es wichtig, ein grundlegendes Konzept zu klären: Nicht alle Myome erfordern zwangsläufig eine Behandlung. Oft löst die Diagnose »Uterusmyome« bei Frauen Besorgnis aus, weil sie mit ernsten Erkrankungen oder unmittelbarem Behandlungsbedarf in Verbindung gebracht wird. Doch tatsächlich sind viele Myome unauffällig und müssen nicht zwingend therapiert werden. Statistisch gesehen sind etwa 70 Prozent der Myome asymptomatisch, was bedeutet, dass sie keine Beschwerden verursachen und zufällig entdeckt werden – bespielweise während einer Routineuntersuchung bei der Gynäkologin oder einer Ultraschalluntersuchung aus einem anderen Grund.

In solchen Fällen, in denen keine spürbaren Symptome wie starke Blutungen, Schmerzen oder Druck auf andere Organe auftreten, besteht in der Regel kein unmittelbarer Handlungsbedarf. Stattdessen kann ein sogenanntes »Watchful Waiting« oder eine »aktive Überwachung« erfolgen. Das bedeutet, dass das Myom in regelmäßigen Abständen kontrolliert wird, um sicherzustellen, dass es nicht wächst oder sich plötzlich Symptome entwickeln.

Warum ist eine Überwachung sinnvoll?

Myome wachsen unterschiedlich schnell und verhalten sich individuell sehr verschieden. Während einige über Jahre hinweg kaum an Größe zunehmen, können andere unter bestimmten hormonellen Einflüssen wachsen. Besonders während der fruchtbaren Jahre oder in der Perimenopause kann es durch hormonelle Schwankungen zu Wachstumsveränderungen kommen. Deshalb ist es sinnvoll, auch symptomlose Myome in regelmäßigen Abständen per Ultraschall zu kontrollieren. Die Häufigkeit der Untersuchungen hängt von mehreren Faktoren ab, darunter:

- die Größe des Myoms zum Zeitpunkt der Diagnose: Kleine Myome unter 3 cm werden meist nur alle 6 bis 12 Monate kontrolliert.
- das Alter der Patientin: Bei Frauen, die sich den Wechseljahren nähern, kann das Wachstum des Myoms aufgrund der sinkenden Hormonproduktion von selbst zum Stillstand kommen.
- vorherige Wachstumsmuster: Falls das Myom in früheren Untersuchungen ein stabiles Wachstum zeigte, reichen oft größere Abstände zwischen den Kontrollen.

Wann kann ein asymptomatisches Myom problematisch werden?

Obwohl viele Myome harmlos bleiben, kann es Situationen geben, in denen sich ein asymptomatisches Myom mit der Zeit verändert und Beschwerden verursacht. Einige Warnzeichen, die eine Neubewertung oder ein Umdenken in der Therapie erforderlich machen könnten, sind:

- plötzlich auftretende oder verstärkte Menstruationsblutungen
- ein rapides Wachstum des Myoms innerhalb kurzer Zeit
- neu auftretender Druck auf Blase oder Darm
- chronische Schmerzen oder plötzlich auftretende starke Schmerzen, die auf eine Myomdrehung hinweisen könnten

In solchen Fällen kann es notwendig sein, über eine aktive Behandlung nachzudenken, um mögliche Komplikationen zu vermeiden.

Es gibt andere Ausnahmen, die besondere Aufmerksamkeit erfordern: Submuköse Myome und Myome von beträchtlicher Größe, insbesondere bei Frauen mit Kinderwunsch, können die Fruchtbarkeit beeinträchtigen oder während der Schwangerschaft erheblich an Größe zunehmen. In diesen speziellen Fällen könnte ein therapeutischer Ansatz empfohlen werden, um zukünftige Komplikationen zu vermeiden.

Wie werden symptomatische Myome behandelt?

Lange Zeit galt die Entfernung der Gebärmutter (Hysterektomie) als die Standardtherapie für symptomatische Myome. Viele Frauen mit starken Beschwerden hatten kaum eine Wahl, wenn sie ihre Lebensqualität verbessern wollten. Doch die Medizin hat sich in den letzten Jahren enorm weiterentwickelt. Heute gibt es eine Vielzahl von weniger invasiven Alternativen, die es ermöglichen, Myome gezielt zu behandeln, ohne dabei die Gebärmutter vollständig zu entfernen.

Die Wahl der passenden Behandlung hängt von mehreren Faktoren ab:

- Größe, Anzahl und Lage der Myome
- Schwere der Symptome
- Ihrem allgemeinen Gesundheitszustand
- Ihre persönlichen Wünsche und Erwartungen an die Behandlung

Ein wichtiger Punkt bei der Therapieplanung ist ihre individuelle Lebenssituation. In diesem Kapitel werden wir die unterschiedlichen Behandlungsmöglichkeiten betrachten, wobei die Optionen für Frauen mit Kinderwunsch in einem separaten Kapitel (Seite 65) behandelt werden. Denn während für manche Frauen die Erhaltung der Gebärmutter nicht im Vordergrund steht, ist für andere die Möglichkeit einer zukünftigen Schwangerschaft ein entschiedenes Kriterium.

Um einen klaren Überblick über die verschiedenen Therapiemöglichkeiten zu erhalten, lassen sich die Behandlungsansätze in drei Hauptkategorien einteilen. Jede dieser Therapieoptionen hat spezifische Vor- und Nachteile, die ich im Folgenden detailliert erläutern werde.

Hormonelle Therapie:

- reguliert das Wachstum der Myome oder reduziert Symptome
- meist eine vorübergehende Lösung, keine dauerhafte Entfernung der Myome

Optionen:

- GnRH-Agonist
- GnRH-Antagonist
- Ulipristalacetat

Interventionelle Verfahren: Dabei handelt es sich um minimalinvasive Verfahren zur Myombehandlung als Alternative zur Operation.

- keine chirurgische Entfernung, sondern gezielte Behandlung des Myoms
- besonders geeignet für Frauen, die eine weniger invasive Therapie bevorzugen
- Wirkung: blockiert die Blutversorgung des Myoms, sodass es schrumpft

Operative Therapie:
- direkte Entfernung der Myome oder der gesamten Gebärmutter
- geeignet für größere oder symptomatische Myome

Optionen:
- hysteroskopische Myomresektion: Das Myom wird durch die Scheide und den Gebärmutterhals mit einem speziellen Instrument (Resektoskop) entfernt – ganz ohne Bauchschnitt (Seite 45).
- laparoskopische Myomenukleation: Das Myom wird mit Hilfe einer Bauchspiegelung entfernt. Dabei entstehen nur kleine Schnitt in der Bauchdecke (Seite 45).
- laparotomische Myomenukleation: Das Myom wird durch einen größeren Bauchschnitt entfernt, ähnlich wie bei einem Kaiserschnitt (Seite 45).
- Hysterektomie: Die Gebärmutter wird ganz oder teilweise entfernt (Seite 45).

Die Wahl der richtigen Therapie hängt von individuellen Faktoren ab, wie der Größe und Lage der Myome sowie Ihren Beschwerden. Für Frauen mit Kinderwunsch gelten spezielle Überlegungen, die in einem eigenen Kapitel »Myome, Kinderwunsch und Schwangerschaft« (Seite 61) ausführlich besprochen werden. Im nächsten Abschnitt werden wir die einzelnen Behandlungsoptionen im Detail betrachten.

Medikamentöse Therapie: Hormontherapie

Für viele Frauen, die unter den Symptomen von Myomen leiden, ist die Vorstellung eines chirurgischen Eingriffs beunruhigend. Doch nicht jede Behandlung muss invasiv sein. Die Hormontherapie bietet eine Möglichkeit, Beschwerden wie starke Blutungen und Schmerzen zu lindern, ohne sofort operieren zu müssen.

Hormonelle Behandlungen können dabei helfen, den Menstruationszyklus zu regulieren, übermäßige Blutungen einzudämmen und in manchen Fällen das Wachstum der Myome zu beeinflussen. Allerdings führen sie nicht zu einer vollständigen Rückbildung der Myome, sondern wirken eher symptomlindernd. Die Wahl der geeigneten hormonellen Therapie hängt von verschiedenen Faktoren ab, darunter die Stärke der Beschwerden, die Größe und Lage der Myome sowie Ihren individuellen Bedürfnissen.

Verhütungsmittel

Eine der ersten Behandlungsoptionen besteht in der Anwendung von Verhütungsmitteln, obwohl die Qualität der wissenschaftlichen Belege für ihre Wirksamkeit als moderat angesehen wird. Die Hormontherapie mit oralen Verhütungsmitteln kann zwar helfen, starke Menstruationsblutungen zu kontrollieren. Allerdings zeigen Studien, dass hormonelle Verhütungsmittel bei größeren Myomen oft nicht ausreichen, weil sie das Volumen der Myome nicht signifikant reduzieren können. Sie eignen sich daher eher für Frauen mit kleineren oder mittelgroßen Myomen, die vor allem unter starken Blutungen leiden, jedoch keine zusätzlichen Symptome wie Druckgefühl oder Schmerzen verspüren.

Während Verhütungsmittel primär auf die Regulierung des Zyklus abzielen, gibt es auch hormonelle Behandlungen, die gezielt das Wachstum der Myome beeinflussen können. Sie setzen an den hormonellen Steuermechanismen an, die das Wachstum der Gebärmutter beeinflussen, und können das Myom in bestimmten Fällen verkleinern oder dessen Wachstum verlangsamen.

GnRH-Analoga

Zu den wirksamsten Medikamenten zur hormonellen Behandlung von Myomen gehören sogenannten GnRH-Analoga. Diese Wirkstoffe lassen sich in zwei Gruppen unterteilen: GnRH-Agonisten und GnRH-Antagonisten, die beide das hormonelle Gleichgewicht beeinflussen, jedoch auf unterschiedliche Weise wirken. GnRH-Agonisten wie Leuprorelinacetat blockerien die Produktion von Östrogen und Progesteron, wodurch das Wachstum des Myoms gehemmt wird. Diese Medikamente werden injiziert und sind besonders wirksam bei der Linderung von Symptomen, insbesondere bei Menstruationsblutungen. Ihre Langzeitanwendung ist jedoch durch Nebenwirkungen, die durch den drastischen Östrogenmangel verursacht werden, wie Hitzewallungen, Schlaflosigkeit und verminderte Knochendichte, begrenzt.

Aus diesem Grund wird empfohlen, die GnRH-Therapie mit einer sogenannten »Add-back-Therapie« zu kombinieren, bei der eine niedrig dosierte Pille mit Östrogenen und Gestagenen verabreicht wird, um die Nebenwirkungen zu mildern. Eine GnRH-Therapie wird in der Regel auf maximal 12 Monate beschränkt.

GnRH-Antagonisten stellen eine neue Generation von Medikamenten zur Behandlung von Uterusmyomen dar. Während GnRH-Agonisten zunächst einen vorübergehenden Anstieg (Flare-up) des Östrogenspiegels verursachen, bevor sie ihn unterdrücken, blockieren die GnRH-Antagonisten sofort die GnRH-Rezeptoren, wodurch die Östrogen- und Progesteronspiegel schnell und direkt gesenkt werden. Dies verringert den Flare-up-Effekt und lindert die Symptome schneller.

In Europa wurde kürzlich Relugolix eingeführt. Dieses Medikament wird oral eingenommen und in Kombination mit niedrigen Dosen von Östrogenen und Gestagenen verabreicht, um die genannten Nebenwirkungen, die durch den Mangel an diesen Hormonen entstehen, zu reduzieren. Klinische Studien haben bisher gezeigt, dass Relugolix wirksam ist, um starke Blutungen innerhalb von 14 Tagen nach Beginn der Behandlung zu reduzieren und die mit Myomen verbundenen Schmerzen zu lindern. Die Nebenwirkungen sind gut verträglich. Der Effekt auf das Myomvolumen ist jedoch begrenzt, weshalb es weniger wirksam bei der Linderung von Symptomen ist, die von großen Myomen ausgelöst werden.

Zu den neuen therapeutischen Optionen gehört Linzagolix, das vielversprechendste Medikament. Dieser GnRH-Antagonist kann in Dosen verabreicht werden, die eine teilweise oder vollständige Unterdrückung von Östrogen ermöglichen, je nach Ihren Bedürfnissen. Dieser Ansatz ermöglicht es, die Nebenwirkungen des Hormonmangels, wie Hitzewallungen, vaginale Trockenheit, Stimmungsschwankungen und verminderte Knochendichte (die das Risiko einer Osteoporose erhöht), zu reduzieren.

Selektive Progesteronrezeptor-Modulatoren

Eine weitere therapeutische Option, die jedoch aufgrund ihrer Nebenwirkungen derzeit eine untergeordnete Rolle spielt, sind die selektiven Progesteronrezeptor-Modulatoren (SPRM). Das bekannteste und am häufigsten verwendete Medikament dieser Gruppe ist Ulipristalacetat (Esmya). Es wird oral eingenommen und reduziert erfolgreich sowohl die Intensität der Menstruationsblutungen als auch das Myomvolumen. Aufgrund schwerwiegender Nebenwirkungen auf die Leberfunktion wurde seine Verwendung jedoch erheblich eingeschränkt.

Interventionelle Therapien

Wenn medikamentöse Therapien nicht ausreichen, um die Symptome zu kontrollieren oder das Myomvolumen zu verkleinern, werden andere Behandlungen in Erwägung gezogen. Diese reichen von minimalinvasiven, sogenannten interventionellen Verfahren bis hin zu operativen Eingriffen. Diese Therapien variieren je nach Grad der Invasivität sowie nach Typ, Lage und Größe des Myoms.

Radiofrequenzablation

Die Radiofrequenzablation ist ein Verfahren, bei dem Radiofrequenzwellen zur Zerstörung von Myomen eingesetzt werden. Dabei werden die Myome durch Hochfrequenzstrom erwärmt, wodurch das faserige Gewebe zerstört wird. Der Eingriff wird in den meisten Fällen vaginal durchgeführt, oft in Kombination mit dem hysteroskopischen Zugang (Seite 45). Es ist jedoch auch möglich, die Operation laparoskopisch durchzuführen (Seite 45).

Geeignet für:

- intramurale Myome
- submuköse Myome, die Symptome wie Schmerzen oder Blutungen verursachen

Vorteile: Es handelt sich um ein minimalinvasives Verfahren mit schneller Genesung, insbesondere bei vaginaler Durchführung. Außerdem muss die Gebärmutter nicht entfernt werden.

Einschränkungen: Nicht geeignet für sehr große Myome (über 10 cm) oder mehrere Myome sowie für subseröse oder submuköse Myome. Nach der FIGO-Klassifikation sind die Myome, die sich für diese Behandlung nicht eignen, FIGO 6, 7 und 8. Ein weiterer Nachteil besteht darin, dass noch keine ausreichenden Daten zur Erhaltung der Fruchtbarkeit vorliegen.

Magnetresonanz-gesteuerte fokussierte Ultraschalltherapie

Diese Technik verwendet fokussierte Ultraschallwellen zur Zerstörung von Myomen unter der Führung der Magnetresonanztomographie (MRT). Die Behandlung erfolgt ohne Einschnitte, und die Ultraschallwellen erhitzen und zerstören gezielt die Myome. Die MRT ermöglicht eine Echtzeitüberwachung der Behandlung, sodass sichergestellt wird, dass nur die Myome getroffen werden.

Geeignet für: intramurale und subseröse Myome (innerhalb oder außerhalb der Gebärmutter) von mittlerer Größe, insbesondere im vorderen Bereich der Gebärmutter

Vorteile: Es handelt sich um eine nicht invasive Behandlung, die keine Chirurgie und keinen Krankenhausaufenthalt erfordert. Die Genesung erfolgt innerhalb weniger Tage, oft schon nach etwa einer Woche.

Einschränkungen: nicht geeignet für sehr große oder submuköse Myome. Zudem kann die Verfügbarkeit der Technologie auf spezialisierte Zentren beschränkt sein.

Embolisation von Uterusmyomen

Die Embolisation von Uterusmyomen ist ein minimalinvasives Verfahren, bei dem die Blutversorgung der Myome unterbrochen wird. Das Verfahren wird von einer interventionellen Radiologin durchgeführt. Sie führt einen Katheter durch eine Arterie ein und injiziert kleine Partikel, die die Blutgefäße blockieren, die das Myom versorgen. Das führt dazu, dass es schrumpft.

Geeignet für: multiple oder große Myome, die signifikante Symptome wie starke Blutungen oder Schmerzen verursachen

Vorteile: Es ist ein Verfahren, das die Gebärmutter erhält und zur Behandlung mehrerer Myome gleichzeitig eingesetzt werden kann. Die Genesung verläuft schneller als bei einer Operation.

Einschränkungen: Das Verfahren kann die Fruchtbarkeit beeinträchtigen. Einige Patientinnen können postoperativ Schmerzen oder Komplikationen entwickeln. Es ist nicht für submuköse Myome geeignet.

Operative Therapien

Jede invasive Behandlung hat ihre Vor- und Nachteile. Der Entscheidungsprozess sollte auf der Art und Lage des Myoms, den vorhandenen Symptomen, dem Wunsch nach Erhalt der Fruchtbarkeit und Ihrem allgemeinen Gesundheitszustand basieren.

Hysteroskopie und Entfernung submuköser Myome

Die Hysteroskopie ist ein minimalinvasives Verfahren zur Behandlung von Myomen, die in der Gebärmutterhöhle wachsen, den sogenannten submukösen Myomen. Eine dünne Kamera (Hysteroskop) wird durch die Vagina und den Gebärmutterhals in die Gebärmutter eingeführt. Damit kann die Gebärmutterhöhle betrachtet und, falls erforderlich, das Myom mit speziellen chirurgischen Instrumenten entfernt werden.

Geeignet für: submuköse Myome, die häufig starke Menstruationsblutungen oder Fruchtbarkeitsprobleme verursachen

Vorteile: Es handelt sich um einen ambulanten Eingriff. Es sind keine äußeren Einschnitte erforderlich, und die Genesung erfolgt innerhalb einiger Tage.

Einschränkungen: Die Methode ist nur für submuköse Myome geeignet. Sie kann bei Myomen anderer Lage oder sehr großen Myomen nicht angewendet werden.

Laparoskopische und laparotomische Myomektomie

Unter Myomektomie versteht man die chirurgische Entfernung von Myomen, wobei die Gebärmutter intakt bleibt. Dieser Eingriff kann laparoskopisch (durch kleine Schnitte im Bauchraum mit feinen chirurgischen Instrumenten und einer Kamera) oder laparotomisch (durch einen größeren Bauchschnitt) durchgeführt werden.

Geeignet für: kleine oder große intramurale Myome

Vorteile: Die laparoskopische Myomektomie bietet gegenüber der Laparotomie (Öffnung der Bauchhöhle) den Vorteil, dass sie weniger invasiv ist. Allerdings ist sie für große Myome nur eingeschränkt geeignet.

Einschränkungen: Es ist wichtig zu erwähnen, dass im Falle eines Sarkoms (bösartiger Tumor) die Myomektomie die Prognose verschlechtern könnte, weil bösartige (maligne) Zellen während der Operation im Bauchraum verteilt werden könnten. Ein bösartiger Tumor ist aber sehr selten.

Hysterektomie

Die Hysterektomie ist die vollständige oder teilweise Entfernung der Gebärmutter. Sie kann laparoskopisch, vaginal oder durch einen Bauchschnitt durchgeführt werden.

Geeignet für: sehr große oder multiple Myome, die schwere Symptome verursachen, oder wenn andere Therapien nicht erfolgreich waren. Sie ist besonders für Frauen geeignet, die keinen Kinderwunsch mehr haben.

Nachdem wir nun einen Überblick über die verschiedenen Behandlungsoptionen für Myome gewonnen haben, kehren wir zurück zu Charlotte, die uns am Anfang dieses Kapitels bereits begegnet ist (Seite 36).

Zur Erinnerung: Charlotte ist 45 Jahre alt und leidet seit einigen Monaten unter verstärkten Menstruationsblutungen, einem Druckgefühl im Unterbauch und häufigem Harndrang. Die Untersuchung ergab, dass sie mehrere intramurale Myome hat, von denen das größte einen Durchmesser von 6 cm aufweist.

Nach der Diagnose schlug ihre Ärztin zunächst eine Hysterektomie, also die Entfernung der Gebärmutter, als Standardtherapie vor. Doch für Charlotte war schnell klar: Eine Hysterektomie kommt für sie nicht infrage. Auch wenn sie keine weiteren Kinder möchte, fühlt sie sich mit dem Gedanken unwohl, ihre Gebärmutter entfernen zu lassen. Sie möchte eine Behandlung, die ihre Beschwerden lindert, aber ihre Gebärmutter erhält. Das führte zu der Frage: Welche Alternativen gibt es für sie?

Nachdem sie sich ausführlich mit ihrer Ärztin beraten hatte, entschied sich Charlotte für eine minimalinvasive Therapie, die ihre Symptome effektiv lindern kann, ohne dass eine große Operation notwendig ist.

Da ihre Hauptbeschwerden starke Blutungen und Druckgefühl durch das Myom sind, wurde eine Uterusarterienembolisation (UAE) als geeignete Option in Betracht gezogen (Seite 44). Dieses Verfahren blockiert gezielt die Blutversorgung der Myome, sodass sie schrumpfen und mit der Zeit weniger Beschwerden verursachen. Charlotte nahm sich Zeit, um die Vor- und Nachteile der UAE abzuwägen.

Besonders wichtig für Charlotte war, dass

- das Verfahren minimalinvasiv ist, also kein großer Eingriff notwendig ist,
- die Gebärmutter erhalten bleibt,
- ihre Symptome gelindert werden, insbesondere die starken Blutungen.

Die Uterusembolisation wurde unter örtlicher Betäubung durchgeführt. Über einen kleinen Katheter in der Leistenarterie wurden winzige Partikel in die Gebärmutterarterien injiziert, um die Blutversorgung der Myome zu reduzieren. Der Eingriff dauerte etwa 90 Minuten, und Charlotte konnte bereits am nächsten Tag nach Hause gehen.

In den ersten Wochen nach der Behandlung spürte sie gelegentliche Unterleibskrämpfe, die jedoch gut mit Schmerzmitteln behandelbar waren. Schon nach wenigen Monaten merkte sie eine deutliche Besserung ihrer Symptome:

- Die Menstruationsblutungen wurden schwächer und kürzer.
- Das Druckgefühl im Unterbauch verschwand.
- Der häufige Harndrang normalisierte sich.

Sechs Monate nach dem Eingriff zeigte eine Kontrolluntersuchung, dass sich das größte Myom bereits um fast 50 Prozent verkleinert hatte. Charlotte war erleichtert und glücklich über ihre Entscheidung.

Charlottes Geschichte zeigt, wie wichtig es ist, eine Therapie zu finden, die zu Ihren Bedürfnissen und Wünschen passt. Während die Hysterektomie für manche Frauen die beste Lösung sein kann, gibt es noch viele andere Möglichkeiten, Myome zu behandeln – je nach Größe, Lage und persönlichen Prioritäten. Am Ende zählt nicht nur die medizinische Empfehlung, sondern auch, dass Sie sich mit der gewählten Behandlung wohlfühlen. Dank des medizinischen Fortschritts gibt es heute zahlreiche effektive und individuell anpassbare Therapien, die Frauen wie Charlotte eine echte Wahl ermöglichen.

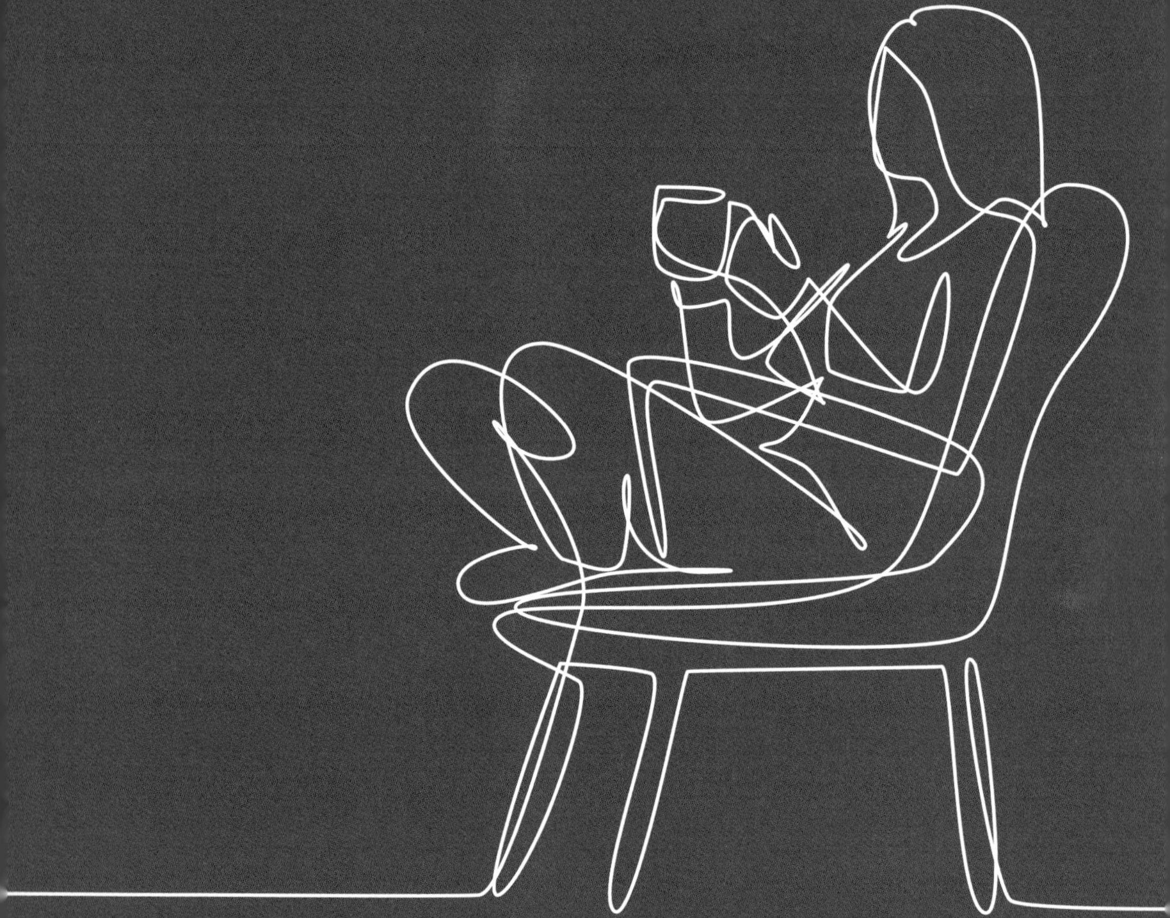

Leben mit Myomen

Dr. med. Valentina Auletta

Jede Frau erlebt Myome anders und muss mit den Symptomen umgehen. Besonders bei Kinderwunsch oder Schwangerschaft stellen sich ganz neue Fragen.

Den Alltag meistern

Das tägliche Leben mit Myomen kann herausfordernd sein. Gesunde Ernährung, Bewegung, genügend Schlaf, Medikamente und psychologische Unterstützung können helfen.

In den vorangegangenen Kapiteln haben wir die verschiedenen derzeit verfügbaren therapeutischen Optionen zur Behandlung von Uterusmyomen im Detail kennengelernt. Jede Frau erlebt Myome anders: Während manche kaum Beschwerden haben, leiden andere unter Symptomen, die ihren Alltag erheblich beeinträchtigen können. Eine medizinische Behandlung kann in vielen Fällen eine Lösung sein, doch nicht immer ist ein sofortiger Eingriff notwendig oder gewünscht. Besonders in Fällen, in denen keine oder nur minimale Symptome auftreten, kann es sinnvoll sein, das Wachstum der Myome lediglich zu überwachen und auf invasive Maßnahmen zu verzichten.

Ein weiterer entscheidender Aspekt ist, dass Myome hormonabhängig sind und sich nach der Menopause oft von selbst verkleinern. Das bedeutet, dass eine Behandlung, die in jüngeren Jahren vielleicht notwendig erscheint, später unter Umständen nicht mehr erforderlich ist. Dennoch können bis zu diesem Zeitpunkt Symptome wie starke Blutungen, Schmerzen oder Druckgefühle Ihr Wohlbefinden erheblich beeinträchtigen.

Was beeinflusst den Behandlungszeitpunkt?

- Ihr Alter und hormonelle Veränderungen
- Ihr Kinderwunsch und geplante Schwangerschaften
- Ihre individuellen Symptome und deren Schweregrad
- Ihre allgemeine gesundheitliche Verfassung und mögliche Begleiterkrankungen
- Ihre persönlichen Präferenzen

Obwohl die genauen Ursachen für die Entstehung von Myomen noch nicht vollständig erforscht sind, gibt es Hinweise darauf, dass sowohl genetische als auch hormonelle Faktoren eine Rolle spielen. Darüber hinaus scheinen bestimmte Risikofaktoren (zum Bespiel Alter und Körpergewicht, Seite 13) sowie individuelle Lebensgewohnheiten (insbesondere Ernährung, körperliche Aktivität und Stoffwechselprozesse) das Wachstum und die Entwicklung von Myomen zu beeinflussen.

Studien deuten darauf hin, dass hormonelle Ungleichgewichte, insbesondere ein Überschuss an Östrogen, das Wachstum von Myomen begünstigen können. Gleichzeitig gibt es Hinweise darauf, dass bestimmte Ernährungsgewohnheiten und Lebensstilfaktoren dazu beitragen können, die Hormonbalance zu regulieren und möglicherweise das Fortschreiten der Erkrankung zu verlangsamen.

Entscheiden Sie sich (erst einmal) gegen eine medizinische Behandlung, ist es wichtig, dass Sie sich trotz Myomen wohlfühlen und mit den Symptomen gut leben können. Ein wichtiger Ansatz besteht darin, den eigenen Lebensstil so anzupassen, dass der Körper bestmöglich unterstützt wird. Dabei spielen verschiedene Faktoren eine Rolle: eine bewusste Körperwahrnehmung, ein gutes Gleichgewicht zwischen Aktivität und Ruhe sowie eine vorausschauende Planung im Umgang mit den Beschwerden.

Für viele Frauen ist es hilfreich, sich mit anderen Betroffenen auszutauschen oder sich bewusst mit dem Thema auseinanderzusetzen. Myome können Unsicherheiten auslösen – in Bezug auf den eigenen Körper, zukünftige Behandlungen oder mögliche Einschränkungen im Alltag. Wenn Sie gut über Ihre Diagnose und die bestehenden Optionen Bescheid wissen, kann das helfen, Ängste abzubauen und selbstbestimmte Entscheidungen zu treffen.

Denken Sie über Ihre Bedürfnisse und Ihren Umgang mit den Beschwerden nach. Manche Frauen profitieren davon, sich intensiver mit ihrem Zyklus auseinanderzusetzen (Seite 20), um Veränderungen frühzeitig wahrzunehmen, während andere bestimmte Gewohnheiten in ihrem Alltag anpassen, um ihre Lebensqualität zu verbessern.

Letztlich gibt es keinen »richtigen« oder »falschen« Weg im Umgang mit Myomen. Jede Frau hat ihre eigene Geschichte und ihre eigenen Prioritäten. Während einige eine sofortige Behandlung bevorzugen, möchten andere zunächst beobachten, wie sich die Symptome entwickeln, und erfahren, welche Alternativen infrage kommen. Die wichtigste Botschaft ist: Es gibt viele Wege, mit Myomen zu leben – und jede Frau kann den für sie passenden finden.

In den nächsten Kapiteln werden wir uns spezifischen Aspekte des Lebens mit Myomen widmen und praktische Möglichkeiten aufzeigen, wie Sie Ihren Körper aktiv unterstützen können.

Ausgewogene und gesunde Ernährung

Eine ausgewogene, auf Ihre individuellen Bedürfnisse abgestimmte Ernährung kann einen positiven Einfluss auf Ihren Umgang mit den Myomen haben. Durch gezielte Ernährungsumstellungen lassen sich nicht nur Symptome wie starke Blutungen und Entzündungen abmildern, sondern auch Faktoren wie Eisenmangel und hormonelle Schwankungen positiv beeinflussen. Zwar gibt es keine spezielle »Myom-Diät«, doch viele Frauen berichten davon, dass eine bewusste Ernährungsweise ihre Beschwerden reduziert und ihnen hilft, sich insgesamt besser zu fühlen. Da Myome eine komplexe Wechselwirkung zwischen genetischen, hormonellen und umweltbedingten Faktoren aufweisen, wollen wir gemeinsam den Einfluss der Ernährung auf die Erkrankung näher betrachten. In den nächsten Abschnitten werde ich genauer darauf eingehen, welche Nahrungsmittel und Ernährungsstrategien sich positiv auswirken können und welche Aspekte Sie in Bezug auf Myome besonders beachten sollten.

Glykämischer Index und glykämische Last

Wichtige Ernährungsfaktoren, die mit der Entwicklung von Myomen in Verbindung gebracht werden, sind der glykämische Index (GI) und die glykämische Last (GL) von Lebensmitteln. Der GI zeigt, wie schnell ein Lebensmittel den Blutzucker ansteigen lässt. Die GL berücksichtigt zusätzlich auch die Menge der verzehrten Kohlenhydrate.

Diese Konzepte beschreiben, wie schnell und in welchem Ausmaß ein Lebensmittel den Blutzuckerspiegel ansteigen lässt. Lebensmittel mit hohem GI und hoher GL – wie raffiniertes Getreide (zum Beispiel Weißbrot), zuckerhaltige Getränke und verarbeitete Lebensmittel – führen zu einem schnellen Anstieg des Blutzuckerspiegels und einer verstärkten Insulinausschüttung.

Untersuchungen deuten darauf hin, dass eine Ernährung mit einem hohen glykämischen Index und hoher glykämischer Last insbesondere bei afroamerikanischen Frauen möglicherweise mit einem erhöhten Risiko für die Entstehung von Myomen verbunden ist. Der genaue Mechanismus ist noch nicht vollständig geklärt, doch es wird vermutet, dass ein dauerhaft erhöhter Insulinspiegel oder eine verstärkte Aktivierung bestimmter Wachstumsfaktoren, insbesondere des Insulin-like Growth Factor 1 (IGF-1), das Zellwachstum und die Vermehrung (Proliferation) von Myomzellen fördern können.

Ein hoher Insulinspiegel kann zudem das hormonelle Gleichgewicht beeinflussen, indem er indirekt den Östrogenspiegel erhöht. Da Myome als östrogenabhängige Tumoren gelten, könnte dieser Zusammenhang erklären, warum eine Ernährung mit vielen hochglykämischen Lebensmitteln potenziell das Wachstum von Myomen begünstigt. Zudem zeigen einige Studien, dass IGF-1 nicht nur das Zellwachstum reguliert, sondern auch entzündliche Prozesse beeinflussen kann, die möglicherweise zur Entstehung und zum Wachstum von Myomen beitragen.

Diese Erkenntnisse zeigen, dass weniger Lebensmitteln mit hohem GI und GL auf dem Speiseplan ein Ansatz sein könnte, um das Risiko für Myome zu minimieren oder ihr Wachstum zu verlangsamen. Das bedeutet aber nicht, dass Sie alle Kohlenhydrate meiden müssten, sondern vielmehr, dass Sie eine bewusstere Auswahl von Nahrungsmitteln mit niedrigerem GI treffen sollten, um den Insulin- und Blutzuckerspiegel möglichst stabil zu halten.

Soja und Sojaprodukte

Die möglichen Auswirkungen von Soja und Produkten aus Soja auf das Wachstum von Myomen sind nach wie vor umstritten und Gegenstand wissenschaftlicher Diskussionen. Während einige Studien darauf hindeuten, dass ein hoher Sojakonsum mit einem erhöhten Risiko für die Entstehung oder das Wachstum von Myomen in Verbindung stehen könnte, konnten anderen Forschungen keinen signifikanten Zusammenhang feststellen. Diese widersprüchlichen Ergebnisse machen es schwierig, eine allgemeingültige Empfehlung zu geben, ob Soja bei Myomen gemieden oder sogar in die Ernährung integriert werden sollte.

Die theoretische Grundlage für den möglichen Einfluss von Soja auf das Wachstum von Myomen liegt in seinem hohen Gehalt an Phytoöstrogenen. Diese pflanzlichen Verbindungen haben eine ähnliche Struktur wie das körpereigene Östrogen und können daher an Östrogenrezeptoren im Körper binden. Weil Myome als östrogenabhängige Tumoren gelten, könnte das theoretisch bedeuten, dass eine hohe Aufnahme von Soja das Myomwachstum anregen könnte. Gleichzeitig gibt es Hinweise darauf, dass Phytoöstrogene in bestimmten Kontexten eine eher schützende oder sogar hemmende Wirkung haben könnten, indem sie die Aktivität des körpereigenen Östrogens verändern und dessen Wirkung abschwächen.

Dieser doppelte Mechanismus – sowohl stimulierend als auch hemmend – könnte erklären, warum die bisherigen Studien zu Soja und Myomen zu unterschiedlichen Ergebnissen gekommen sind. Der tatsächliche Einfluss könnte von mehreren Faktoren abhängen, darunter die individuelle Hormonlage, genetische Prädispositionen und die allgemeine Ernährungsweise.

Trotz dieser Unsicherheiten gibt es derzeit keine eindeutigen Hinweise darauf, dass ein moderater Konsum von Sojaprodukten (wie Tofu, Sojamilch oder Edamame) problematisch wäre. Dennoch raten wir Frauen mit einer familiären Vorbelastung für Myome oder anderen hormonellen Risikofaktoren, den Sojakonsum bewusst zu gestalten und im Zweifelsfall ihre Ärztin zu fragen.

Unterschiedliche Fette

Die Forschung zur Verbindung zwischen Fettkonsum und dem Risiko für Myome liefert bislang ebenfalls widersprüchliche Ergebnisse. Während einige Studien darauf hindeuten, dass bestimmte Fette, insbesondere Omega-3-Fettsäuren, vor der Entstehung von Myomen schützen könnten, gibt es gleichzeitig Hinweise darauf, dass andere Fettquellen oder die Qualität der Fette eine gegenteilige Wirkung haben könnten.

Omega-3-Fettsäuren, die vor allem in fettreichen Fischarten wie Lachs, Makrele und Sardine vorkommen, werden häufig für ihre entzündungshemmenden Eigenschaften gelobt. Einige Studien deuten darauf hin, dass diese Fettsäuren dazu beitragen könnten, hormonelle Prozesse zu regulieren, die das Wachstum von Myomen beeinflussen. Gleichzeitig gibt es jedoch auch Untersuchungen, die darauf hindeuten, dass der regelmäßige Konsum von Fisch paradoxerweise mit einem erhöhten Myomrisiko in Verbindung stehen könnte.

Ein möglicher Grund für diese Diskrepanz könnte die Belastung von Fisch mit Umweltgiften wie Quecksilber oder polychlorierten Biphenylen (PCB) sein. Diese Schadstoffe, die sich in der Nahrungskette anreichern, können Prozesse im Körper beeinflussen und unter Umständen das Wachstum von Myomen fördern. Deshalb ist es nicht nur wichtig, gesunde Fettquellen zu wählen, sondern auch auf die Qualität und Herkunft der Lebensmittel zu achten.

Fleisch und Fisch

Es gibt Hinweise darauf, dass ein hoher Verzehr von rotem Fleisch mit einem erhöhten Risiko für Myome in Verbindung stehen könnte. Eine epidemiologische Studie, die unter anderem italienische Frauen untersuchte, stellte fest, dass Frauen, die große Mengen an rotem Fleisch konsumierten, eine höhere Wahrscheinlichkeit hatten, Myome zu entwickeln. Das könnte mit dem hohen Gehalt an gesättigten Fettsäuren und hormonellen Rückständen in industriell verarbeitetem Fleisch zusammenhängen, die möglicherweise das hormonelle Gleichgewicht beeinflussen.

Basierend auf diesen Erkenntnissen könnte es sinnvoll sein, den Verzehr von rotem Fleisch zu reduzieren und stattdessen auf gesündere Fettquellen zu setzen. Dazu gehören Omega-3-reicher Fisch (idealerweise aus nachhaltiger, schadstoffarmer Quelle) sowie pflanzliche Öle, die mehrfach ungesättigte Fettsäuren enthalten. Ebenso sollten Sie darauf achten, stark verarbeitetes Fleisch zu meiden, und stattdessen auf mageres, hochwertiges Eiweiß aus pflanzlichen oder tierischen Quellen zurückgreifen. Die Wahl der Fleisch- oder Fischsorten ist also nicht nur eine Frage der Menge, sondern auch der Qualität und der möglichen Schadstoffbelastung der Lebensmittel.

Obst und Gemüse

Mehrere Studien haben gezeigt, dass ein hoher Verzehr von Obst und Gemüse das Risiko, Myome zu entwickeln, verringern oder deren Wachstum verlangsamen kann. Der regelmäßige Verzehr von Zitrusfrüchten und grünem Blattgemüse wurde mit einem geringeren Risiko für die Entwicklung dieser Erkrankung in Verbindung gebracht. Diese Lebensmittel enthalten Phytochemikalien, die das Zellwachstum verändern und Entzündungen reduzieren können.

Alkohol und Koffein

Ein übermäßiger Konsum von Alkohol, insbesondere von Bier, wurde mit einem erhöhten Risiko für Myome in Verbindung gebracht. Hormonspiegel können auch durch den Koffeinkonsum beeinflusst werden, obwohl in diesem Fall kein direkter Zusammenhang mit Myomen gefunden wurde.

Vitamin D

Vitamin D ist für unseren Körper lebenswichtig. Es stärkt die Knochen, indem es hilft, Kalzium und Phosphor zu regulieren. Vitamin D hat jedoch weitaus umfassendere Wirkungen: Es kann die Hormonproduktion, das Zellwachstum und das Immunsystem beeinflussen.

Aufgrund dieser Funktionen wird ein Vitamin-D-Mangel mit verschiedenen Krankheiten in Verbindung gebracht, darunter Herz-Kreislauf-Erkrankungen, Störungen des Immunsystems und verschiedene Krebsarten. Mehrere Studien haben den Zusammenhang zwischen Vitamin-D-Mangel und Uterusmyomen untersucht. Niedrige Vitamin-D-Spiegel im Blut erhöhen das Risiko, Myome zu entwickeln. Eine Studie aus dem Jahr 2013 ergab beispielsweise, dass Frauen mit ausreichenden Vitamin-D-Spiegeln eine um 32 Prozent geringere Wahrscheinlichkeit hatten, Myome zu entwickeln, verglichen mit Frauen mit Vitamin-D-Mangel. Afroamerikanische Frauen scheinen aufgrund der stärkeren Pigmentierung ihrer Haut, die die Fähigkeit zur Aufnahme von Vitamin D aus der Sonne verringert, ein höheres Risiko für einen Vitamin-D-Mangel zu haben.

Vitamin D kann Myome beeinflussen, indem es auf verschiedene zelluläre Prozesse wirkt. So scheint es die Fähigkeit zu haben, das Wachstum von Myomzellen zu reduzieren und den programmierten Zelltod (Apoptose) zu fördern, was ein gesunder Prozess für den Körper ist. Darüber hinaus kann Vitamin D helfen, die DNA zu reparieren und die Ansammlung von anormalem faserigem Gewebe zu verringern, das ein typisches Merkmal von Myomen ist.

Eine Studie zeigte, dass Vitamin D in Form seines aktiven Metaboliten (Calcitriol) das Wachstum von Myomzellen hemmen kann und dabei einen dosisabhängigen Effekt hat – je höher die Dosis von Vitamin D, desto stärker ist die Hemmung des Zellwachstums. Außerdem scheint Vitamin D die Menge der Östrogen- und Progesteronrezeptoren, die eine wichtige Rolle beim Myomwachstum spielen, zu reduzieren. Durch die Verringerung der Anzahl dieser Rezeptoren könnte Vitamin D dazu beitragen, das Wachstum der Myome zu verlangsamen oder zu stoppen.

Obwohl diese Ergebnisse vielversprechend sind, waren die bisher durchgeführten klinischen Studien relativ klein. Weitere Forschungen sind erforderlich, um die Vorteile von Vitamin D im Management von Myomen zu bestätigen. Einige Experten sind der Ansicht, dass Vitamin D ein wichtiger Bestandteil von nicht hormonellen Therapien werden könnte, insbesondere bei Frauen mit niedrigen Vitamin-D-Spiegeln.

Symptombehandlung

Nicht alle Myome müssen entfernt werden. Oft steht zunächst die Linderung der Beschwerden im Vordergrund – besonders, wenn kein Kinderwunsch besteht oder die Myome klein sind. In diesem Kapitel stellen wir verschiedene Möglichkeiten zur Behandlung typischer Symptome wie Schmerzen oder starke Blutungen vor. Eines der häufigsten Symptome ist eine besonders starke Menstruation (Menorrhagie).

Besonders starke Menstruation

Eine besonders starke Menstruation wird auch Menorrhagie genannt. Sie kann zu Schwäche, chronischer Müdigkeit und in einigen Fällen zu Anämie führen, einer Erkrankung, bei der der Körper nicht genügend rote Blutkörperchen hat, um Sauerstoff zu den Geweben zu transportieren. Um dieses Symptom zu bewältigen, können folgende Maßnahmen hilfreich sein:

Eisenpräparate: Wenn starke Blutungen Anämie verursachen, wird die Einnahme von Eisenpräparaten empfohlen, um einen Eisenmangel zu verhindern oder zu behandeln. Das hilft, die Müdigkeit zu bekämpfen und normale Hämoglobinwerte aufrechtzuerhalten.

Antifibrinolytische Medikamente: Ein Medikament, das einen starken Menstruationsfluss, der durch Myome ausgelöst wird, reduzieren kann, ist Tranexamsäure. Es wirkt, indem es die Aktivität von Plasmin hemmt, einem Enzym, das für den Abbau von Blutgerinnseln verantwortlich ist. Durch die Hemmung von Plasmin stabilisiert das Medikament die Blutgerinnsel, die sich während der Menstruation in der Gebärmutter bilden, und reduziert so den Blutverlust. Es wird empfohlen, das Medikament nicht länger als drei bis vier aufeinanderfolgende Tage pro Menstruationszyklus anzuwenden. Mögliche Nebenwirkungen sind Kopfschmerzen, Übelkeit und gastrointestinale Beschwerden wie Durchfall oder Bauchschmerzen. In seltenen Fällen kann Tranexamsäure das Risiko von Thrombosen (Blutgerinnsel in den Blutgefäßen) erhöhen. Bei tiefer Venenthrombose, Lungenembolie, Herzinfarkt, erheblichen Nierenproblemen und Epilepsie sollten Sie daher das Medikament nicht anwenden. Nehmen Sie es nur gemäß den ärztlichen Anweisungen und für einen begrenzten Zeitraum ein.

Dosierung: in der Regel 1–1,5 g, bis zu 3 × täglich, während starker Menstruationsblutungen

Beckenschmerzen oder Druckgefühl im Unterbauch

Beckenschmerzen und ein Druck- oder Völlegefühl im Unterbauch sind häufige Symptome von Myomen, insbesondere wenn sie groß sind.

Schmerzmittel: Freiverkäufliche Schmerzmittel wie Ibuprofen oder Paracetamol können Sie zur Linderung von Schmerzen anwenden.

Wärme: Das Auflegen von warmen Kompressen oder einer Wärmflasche auf den Beckenbereich kann helfen, die Muskeln zu entspannen und den Schmerz zu lindern.

Entspannungsübungen: Atemtechniken und Yoga können helfen, die Muskelspannung im Beckenbereich zu reduzieren und so das Druckgefühl zu lindern.

Gesunder Lebensstil: Die durch starke Blutungen verursachte Müdigkeit können Sie durch einen gesunden Lebensstil bekämpfen, der einen positiven Einfluss auf Ihr Energieniveau hat. Achten Sie darauf, dass Sie immer wieder zur Ruhe kommen und regelmäßig und ausreichend schlafen. Auch wenn Sie sich müde fühlen, kann regelmäßige körperliche Aktivität, zum Beispiel Spazierengehen oder Yoga, die Energie steigern und Ihre Stimmung verbessern. Raffen Sie sich dazu auf!

Psychologische Unterstützung

Viele Frauen, die an symptomatischen Myomen leiden, berichten von einer erheblichen Beeinträchtigung ihrer Lebensqualität. Diese Einschränkung resultiert nicht nur aus den physischen Beschwerden, sondern auch aus den sozialen, emotionalen und beruflichen Herausforderungen, die mit der Erkrankung einhergehen. Vielleicht kennen Sie das auch: Starke und langanhaltende Menstruationsblutungen können es schwer machen, an täglichen Aktivitäten teilzunehmen, sei es im Beruf, im sozialen Umfeld oder im privaten Bereich. Besonders unvorhersehbare Blutungen können ein Gefühl der Unsicherheit und Abhängigkeit erzeugen, weil Sie dann oft gezwungen sind, Ihren Alltag um Ihre Symptome herumzuorganisieren.

Zusätzlich dazu kann die ständige Erschöpfung, die mit einer Anämie aufgrund hoher Blutverluste einhergeht, die allgemeine Leistungsfähigkeit und das emotionale Wohlbefinden erheblich beeinträchtigen. Viele Frauen berichten, dass chronische Müdigkeit und Schmerzen dazu führen, dass sie sich zunehmend zurückziehen und soziale Kontakte meiden. Das wiederum kann Gefühle der Isolation, Frustration und Hilflosigkeit verstärken.

Zahlreiche wissenschaftliche Studien haben gezeigt, dass Frauen mit Myomen ein höheres Risiko für psychische Belastungen wie Angststörungen und Depressionen haben als Frauen ohne diese Erkrankung. Die Gründe dafür sind vielschichtig: Neben den körperlichen Einschränkungen können auch die emotionale Belastung durch die Diagnose, die Unsicherheit über den Krankheitsverlauf und Sorgen um die Fruchtbarkeit eine Rolle spielen.

Auch finanzielle Aspekte dürfen nicht unterschätzt werden: Die Kosten für medizinische Behandlungen, wiederholte Arztbesuche, Medikamente oder chirurgische Eingriffe können zusätzlichen Stress verursachen und das Gefühl der Belastung verstärken. Besonders dann, wenn sich die Erkrankung über Jahre hinzieht, ohne dass eine endgültige Lösung in Sicht ist, kann das die psychische Gesundheit weiter belasten.

Ein weiteres häufig berichtetes Problem ist die Angst vor chirurgischen Eingriffen oder invasiven Behandlungen. Viele Frauen fühlen sich unsicher, ob eine Operation notwendig ist oder ob alternativen Behandlungsmethoden in ihrem speziellen Fall besser geeignet wären. Die Entscheidung für oder gegen einen Eingriff kann von Sorgen um mögliche Komplikationen, die Erholungszeit oder die Auswirkungen auf den Körper und die Lebensqualität begleitet sein. Interessanterweise zeigen einige Studien, dass Frauen, die sich letztlich für eine Operation entscheiden, nach dem Eingriff oft wesentlich weniger Angst oder Depression erleben, weil sie das Gefühl haben, eine bessere Kontrolle über ihre Gesundheit zu haben.

Fragebögen zu psychischen Auswirkungen von Myomen

Um die psychischen Auswirkungen von Myomen besser zu verstehen und zu quantifizieren, wurden verschiedene wissenschaftlich validierte Fragebögen entwickelt. Sie helfen nicht nur Ärztinnen und Therapeutinnen, sondern auch Ihnen, ein klareres Bild Ihrer emotionalen und körperlichen Belastung zu erhalten.

Eines der wichtigsten Instrumente ist der Uterine Fibroid Symptom Quality-of-Life Questionnaire (UFS-QOL). Dieser Fragebogen wurde speziell entwickelt, um die Lebensqualität von Frauen mit Myomen umfassend zu bewerten. Dabei werden verschiedene Bereiche berücksichtigt, darunter:

- Energielevel und allgemeines Wohlbefinden
- emotionale Verfassung und Stimmungsschwankungen
- Einschränkungen im Alltag und bei sozialen Aktivitäten
- Sorgen und Ängste im Zusammenhang mit der Erkrankung
- Auswirkungen auf die Sexualität und Intimität

Ein weiteres hilfreiches Instrument ist der Euro-Quality-of-Life-5 Dimension (EQ-5D), der sich auf die Gesamtauswirkungen der Myome auf die Lebensqualität konzentriert. Neben körperlichen Aspekten wie Mobilität, Schmerzen und körperlicher Funktionsfähigkeit beinhaltet dieser Fragebogen auch eine Rubrik zur Bewertung von Angst und Depression.

Durch solche standardisierten Methoden kann besser eingeschätzt werden, wie stark sich Myome auf das psychische Wohlbefinden auswirken und welche Unterstützungsmaßnahmen sinnvoll sein könnten.

Therapien und psychologische Beratung

Der Umgang mit einer chronischen Erkrankung kann emotional herausfordernd sein, insbesondere wenn sich der Gesundheitszustand über einem längeren Zeitraum hinweg nicht verbessert oder wenn Sie mit wiederkehrenden Symptomen kämpfen. In solchen Fällen kann psychologische Unterstützung eine entscheidende Rolle spielen. Gesprächstherapien, kognitive Verhaltenstherapie oder psychologische Beratung können Ihnen helfen, ihre Emotionen besser zu verarbeiten und Strategien für den Umgang mit den psychischen Belastungen zu entwickeln.

Besonders hilfreich kann der Austausch mit anderen Betroffenen sein: Selbsthilfegruppen, sei es online oder persönlich, bieten Ihnen die Möglichkeit, sich in einem sicheren Umfeld mit anderen Frauen auszutauschen, die ähnliche Erfahrungen gemacht haben. Sich verstanden und unterstützt zu fühlen, kann das Gefühl der Isolation verringern und neue Perspektiven für den Umgang mit den Symptomen eröffnen. Viele Frauen berichten, dass es entlastend ist, sich mit anderen auszutauschen, die die gleichen Herausforderungen erleben, weil sie dann merken, dass sie mit der Situation nicht allein sind.

Zusammenfassung

Die Diagnose Myome betrifft nicht nur unseren Körper, sondern auch die emotionale und mentale Gesundheit. Die Unsicherheit über den Krankheitsverlauf, die physischen Einschränkungen und die mögliche Notwendigkeit eines chirurgischen Eingriffs können zu Ängsten, Stress und depressiven Verstimmungen führen. Deshalb ist es entscheidend, nicht nur die körperlichen Symptome, sondern auch das psychische Wohlbefinden in den Fokus zu rücken. Mit den richtigen Strategien – sei es durch professionelle psychologische Unterstützung, den Austausch mit anderen Betroffenen oder den Einsatz von validierten Fragebögen zur Messung der Lebensqualität – können Sie lernen, besser mit Ihrer Erkrankung umzugehen und sich in Ihrem Körper wieder wohlzufühlen.

Myome, Kinderwunsch und Schwangerschaft

Wenn Sie sich ein Kind wünschen oder bereits schwanger sind, sollten Myome engmaschig beobachtet werden. So können Komplikationen frühzeitig erkannt werden.

Die Diagnose eines Uterusmyoms wirft zahlreiche Fragen auf – insbesondere, wenn Sie sich ein Kind wünschen oder bereits schwanger sind. Während einige Myome völlig unbemerkt bleiben und keine nennenswerten Auswirkungen auf die Fruchtbarkeit oder den Schwangerschaftsverlauf haben, können andere die Empfängnis erschweren oder das Risiko für Komplikationen in der Schwangerschaft erhöhen. In den vorherigen Kapiteln haben wir gesehen, dass Lage, Größe und Anzahl der Myome eine entscheidende Rolle dabei spielen, ob und wie sie sich auf die Gebärmutterfunktion auswirken.

Manche Frauen erfahren erst durch eine Routineuntersuchung während einer Schwangerschaft oder eine Fruchtbarkeitsabklärung, dass sie Myome haben. Andere hingegen kämpfen bereits seit Jahren mit Zyklusstörungen, starken Blutungen oder Schmerzen, die im Zusammenhang mit Myomen stehen.

Um die unterschiedlichen Herausforderungen besser zu verstehen, betrachten wir zwei typische Fälle: Clara, die schwanger ist und nun erfahren hat, dass sie ein großes Myom hat, und Emma, die seit längerer Zeit versucht, schwanger zu werden, aber bislang ohne Erfolg geblieben ist (Seite 64).

Clara, 32 Jahre

Eine Schwangerschaft mit Myomen

» Clara ist in der 14. Schwangerschaftswoche, als ihre Frauenärztin während einer Ultraschalluntersuchung ein intramurales Myom von 6 cm Größe (FIGO Typ 2–5) an der Vorderwand der Gebärmutter entdeckt. Clara ist verunsichert, weil sie bislang kaum Symptome hatte und gar nicht wusste, dass sie ein Myom hat. Die Ärztin erklärt ihr, dass es nicht ungewöhnlich ist, dass Myome während der Schwangerschaft erstmals auffallen oder wachsen. Das liegt daran, dass die hormonellen Veränderungen in der Schwangerschaft – insbesondere der Anstieg von Östrogen und Progesteron – das Wachstum von Myomen stimulieren können. Tatsächlich zeigen Studien, dass etwa 10 bis 30 Prozent aller Frauen mit Myomen während der Schwangerschaft eine Größenzunahme der Myome erleben.

Clara macht sich Sorgen: Wird das Myom die Entwicklung ihres Babys beeinträchtigen? Kann es während der Geburt Probleme verursachen? Besteht ein erhöhtes Risiko für eine Frühgeburt oder einen Kaiserschnitt? Die Ärztin beruhigt sie: Viele Frauen mit Myomen haben unkomplizierte Schwangerschaften und Geburten, doch eine engmaschige Überwachung ist wichtig. In Claras Fall wird das Myom regelmäßig per Ultraschall kontrolliert. Sollte es stark wachsen oder Kontraktionen auslösen, könnte dies zu vorzeitigen Wehen oder einer veränderten Lage des Babys führen, was den Geburtsverlauf beeinflussen könnte. Falls es zu Komplikationen kommen sollte, kann die Ärztin gemeinsam mit Clara frühzeitig geeignete Maßnahmen planen – zum Bespiel eine Entbindung per Kaiserschnitt. Dank der regelmäßigen Kontrollen können Risiken rechtzeitig erkannt und gut behandelt werden. «

Weil Myome hinsichtlich ihrer Lage, Größe und Anzahl sehr unterschiedlich sind, ist es oft schwierig, ihren genauen Einfluss auf die Fruchtbarkeit und den Schwangerschaftsverlauf vorherzusagen. Während ein 2–3 cm großes subseröses Myom (außerhalb der Gebärmutter) die Schwangerschaft kaum beeinträchtigen dürfte, kann ein gleich großes submuköses Myom (in der Gebärmutter) bereits erhebliche Auswirkungen haben, weil es die Gebärmutterhöhle verformt und die Einnistung des Embryos erschweren kann.

Diese individuelle Vielgestaltigkeit (Variabilität) macht es schwierig, allgemeingültige Aussagen über den Einfluss eines bestimmten Myomtyps zu treffen, und stellt eine Herausforderung für wissenschaftliche Studien dar. Einige Untersuchungen deuten darauf hin, dass Myome ab eine Größe von 2,5–3 cm möglicherweise die Fruchtbarkeit negativ beeinflussen, während andere Studien erst ab einer Myomgröße von über 5 cm einen signifikanten Effekt feststellen. Die tatsächlichen Auswirkungen können jedoch von Fall zu Fall stark variieren.

Ein weiterer entscheidender Faktor ist, dass Myome hormonsensible Tumoren sind. Sie reagieren auf die hormonellen Veränderungen in der Schwangerschaft, insbesondere auf die erhöhte Östrogen- und Progesteronproduktion. Das kann zu einem triphasischen Wachstumsmuster während der Schwangerschaft führen, das jedoch nicht linear verläuft:

- **1. Trimenon:** In den ersten Schwangerschaftswochen kann ein signifikantes Wachstum der Myome beobachtet werden.
- **2. Trimenon:** Das Wachstum verlangsamt sich oder stabilisiert sich.
- **2.–3. Trimenon:** Es gibt eine Tendenz zur Größenreduktion.
- **Wochenbett:** In vielen Fällen verkleinern sich die Myome weiter oder bleiben stabil.

Glücklicherweise verläuft die Schwangerschaft bei bis zu 70 Prozent der Frauen mit Myomen ohne nennenswerte Komplikationen. Allerdings zeigen Daten, dass bei etwa 10 Prozent der betroffenen Frauen der Schwangerschaftsverlauf durch Myome beeinträchtigt wird. Von diesen Patientinnen erleiden etwa 10–30 Prozent schwerwiegendere unerwünschte Ereignisse, darunter Frühgeburten, Fehlgeburten oder Plazentastörungen.

Diese Unsicherheiten machen deutlich, warum eine individuelle Betreuung und regelmäßige Kontrolle während der Schwangerschaft für Frauen mit Myomen essenziell ist. In Claras Fall wird ihre Ärztin engmaschige Ultraschalluntersuchungen durchführen, um mögliche Veränderungen rechtzeitig zu erkennen und entsprechende Maßnahmen zu ergreifen, falls sich Komplikationen abzeichnen. Je nach der weiteren Entwicklung ihres Myoms wird im letzten Schwangerschaftsdrittel entschieden, ob eine spontane Geburt möglich ist oder ob ein Kaiserschnitt geplant wird.

Emma, 36 Jahre

Ein unerfüllter Kinderwunsch durch Myome?

»*Emma versucht seit zwei Jahren, schwanger zu werden. Da sie einen regelmäßigen Zyklus hat, geht sie zunächst davon aus, dass alles in Ordnung ist. Nach mehreren erfolglosen Versuchen und einem ersten Abklärungszyklus in einer Kinderwunschklinik stellt sich jedoch heraus, dass sie mehrere Myome in der Gebärmutter hat, darunter ein submuköses Myom von 3 cm, das in die Gebärmutterhöhle hineinragt (FIGO Typ1).*

Emma ist enttäuscht. Sie hat natürlich bemerkt, dass sie starke und lange Menstruationen hat, aber sie hätte nie vermutet, dass das mit Myomen zusammenhängen könnte. Ihre Ärztin erklärt ihr, dass submuköse Myome die Fruchtbarkeit besonders stark beeinflussen können, weil sie die Einnistung des Embryos behindern, die Durchblutung der Gebärmutterschleimhaut verändern und das Risiko für Fehlgeburten erhöhen.

Nach dieser Diagnose steht Emma vor einer schwierigen Entscheidung: Soll sie sich einer hysteroskopischen Myomentfernung unterziehen, um ihre Chancen auf eine Schwangerschaft zu erhöhen, oder soll sie es zunächst weiter auf natürlichem Wege versuchen? Ihre Ärztin rät ihr zu einer Hysteroskopie, weil submuköse Myome eine der häufigsten Ursachen für einen unerfüllten Kinderwunsch sind. Emma entscheidet sich für eine Entfernung und erfährt einige Monate später, dass sie schwanger ist – ein Erfolg, den viele Frauen mit ähnlicher Diagnose nach einer Myomentfernung erleben. «

Die Geschichten von Clara und Emma zeigen zwei sehr unterschiedliche, aber häufige Situationen: Während manche Frauen erst während der Schwangerschaft von ihrem Myom erfahren, haben andere bereits davor Schwierigkeiten, überhaupt schwanger zu werden. Die Auswirkungen von Myomen hängen stark von deren Lage, Größe und Anzahl ab:

- Submuköse Myome sind oft problematisch für die Fruchtbarkeit, weil sie die Gebärmutterhöhle verformen.
- Intramurale Myome können den Schwangerschaftsverlauf beeinflussen, insbesondere wenn sie größer als 5 cm sind.
- Subseröse Myome liegen außerhalb der Gebärmutter und haben in den meisten Fällen keine negativen Auswirkungen auf eine Schwangerschaft.

Trotz ihrer nicht krebsartigen Natur können Myome die Fruchtbarkeit negativ beeinflussen oder den Verlauf einer Schwangerschaft verkomplizieren, insbesondere wenn sie nicht richtig behandelt werden.

Dieses Kapitel widmet sich zwei wesentlichen Aspekten: Im ersten Abschnitt werden wir die Auswirkungen untersuchen, die Myome auf die Fähigkeit zur Empfängnis haben können. Verschiedene Autoren haben gezeigt, dass Myome, je nach Lage, Größe und Anzahl, das Einnisten des Embryos erschweren, die Beweglichkeit der Eileiter einschränken oder verhindern können (tubare Motilität), wodurch die Wanderung der Spermien erschwert wird und die Beckenfunktion beeinträchtigt wird.

Besondere Aufmerksamkeit werde ich den klinischen Erkenntnissen widmen, die speziell die Verantwortung von submukösen und intramuralen Myomen für Empfängnisschwierigkeiten belegen. Darüber hinaus werde ich die therapeutischen Optionen zur Erhöhung der Empfängnischancen erläutern, einschließlich chirurgischer Eingriffe wie der Myomektomie und assistierter Reproduktionstechniken.

Im zweiten Abschnitt werde ich die Herausforderungen bei der Behandlung von Myomen während der Geburt erklären. In einigen Fällen gibt es potenzielle Risiken, die von der Vergrößerung und Degeneration der Myome während der Schwangerschaft bis hin zu Komplikationen wie Frühgeburten oder der Empfehlung für einen Kaiserschnitt reichen. Außerdem werden wir die Möglichkeiten der Risikominderung für Mutter und Kind untersuchen.

Auswirkungen von Myomen auf die Fruchtbarkeit

Die Auswirkungen von Myomen auf die Fruchtbarkeit sind auch heute noch Gegenstand intensiver wissenschaftlicher Debatten. Während zahlreiche Studien darauf hindeuten, dass eine Verbindung zwischen Myomen und einer verringerten Fruchtbarkeit (Fertilität) bestehen könnte, bleibt die tatsächliche Beweislage uneinheitlich und methodisch herausfordernd. Unterschiedliche Studiendesigns, eine Vielzahl individueller Faktoren sowie die komplexe Natur der weiblichen Reproduktionsphysiologie erschweren eine eindeutige Bewertung.

Beweglichkeit der Gebärmutter

Grundsätzlich ist bekannt, dass Myome in Abhängigkeit von ihrer Lage, Größe und Anzahl die Empfängnis auf verschiedene Weise beeinträchtigen können. Ein wesentlicher Mechanismus besteht darin, dass sie die Beweglichkeit (Motilität) der Gebärmutter verändern, was eine entscheidende Rolle für die erfolgreiche Fortbewegung der Spermien zur Eizelle spielt. Eine gestörte Uterusbewegung kann dazu führen, dass die Spermien langsamer oder ineffizienter zur Eizelle gelangen, wodurch sich die Wahrscheinlichkeit einer Befruchtung verringert. Besonders intramurale Myome, die in der Muskelschicht der Gebärmutter sitzen, können die Muskelbewegung der Gebärmutter (myometriale Kontraktionen) beeinflussen und somit den Transport der Spermien stören.

Allerdings herrscht in der wissenschaftlichen Literatur Uneinigkeit darüber, in welchem Maß intramurale Myome tatsächlich eine direkte Ursache für Unfruchtbarkeit sind. Während einige Studien darauf hinweisen, dass intramurale Myome ohne Kontakt zur Gebärmutterhöhle keinen signifikanten Einfluss auf die Fruchtbarkeit haben, argumentieren andere, dass auch diese Myome die Durchblutung der Gebärmutterschleimhaut verändern und die Einnistung der befruchteten Eizelle erschweren können.

Anatomie der Gebärmutter

Wenn ein Myom eine signifikante Größe erreicht, kann es die natürliche Form der Gebärmutter verändern und die räumliche Anordnung der Eileiter beeinflussen. Myome, die sich in der Gebärmutterhöhle befinden (submuköse Myome), gelten als besonders problematisch für die Fruchtbarkeit. Ihre Lage in der Gebärmutterwand (Endometrium) kann die Gebärmutterhöhle mechanisch deformieren und dadurch ein ungünstiges Umfeld für die Einnistung einer befruchteten Eizelle schaffen. Die Anwesenheit eines Myoms kann dazu führen, dass die Schleimhaut sich nicht gleichmäßig aufbaut oder dass der Embryo nicht ausreichend Platz findet, um sich erfolgreich einzunisten.

Doch nicht nur der physische Raum, den das Myom einnimmt, spielt eine Rolle. Submuköse Myome können auch eine lokale entzündliche Reaktion auslösen, die das Endometrium verändert und damit die Bedingungen für die Einnistung zusätzlich verschlechtern kann. Diese Entzündungsprozesse können bestimmte Rezeptoren und Wachstumsfaktoren beeinflussen, die für eine erfolgreiche Einnistung des Embryos erforderlich sind.

Darüber hinaus können anormale Blutungen, die häufig mit submukösen Myomen einhergehen, die Schleimhaut instabil machen und damit das Zeitfenster für die Einnistung verkürzen, sodass der Eizelle weniger Zeit bleibt.

Die Bedeutung dieser Problematik wurde auch in wissenschaftlichen Studien untersucht. Eine Metaanalyse aus dem Jahr 2009 zeigte, dass submuköse Myome die Schwangerschaftsrate um mehr als 60 Prozent im Vergleich zu Frauen ohne Myome senken können. Das ist ein beträchtlicher Unterschied, der verdeutlicht, warum submuköse Myome als einer der stärksten negativen Faktoren für eine erfolgreiche Schwangerschaft gelten.

Weil submuköse Myome so direkt mit einer verminderten Fruchtbarkeit in Verbindung stehen, wird in diesen Fällen am häufigsten eine hysteroskopische Myomentfernung (Seite 45) empfohlen. Dieser minimalinvasive Eingriff wird vaginal durchgeführt und ermöglicht es, die Myome unter direkter Sicht aus der Gebärmutterhöhle zu entfernen, ohne dass ein Bauchschnitt erforderlich ist. Die hysteroskopische Myomresektion hat sich als hocheffektiv erwiesen, um die Schwangerschaftsraten zu verbessern und Frauen mit Kinderwunsch eine höhere Chance auf eine erfolgreiche Empfängnis zu ermöglichen.

Sonderfall subseröse Myome

Im Gegensatz zu submukösen und intramuralen Myomen, die sich innerhalb der Gebärmutter oder in deren Muskulatur befinden und somit die Einnistung oder den Verlauf einer Schwangerschaft beeinflussen können, gelten subseröse Myome als am wenigsten problematisch für die Fruchtbarkeit. Diese Art von Myomen wächst auf der äußeren Oberfläche der Gebärmutter, oft gestielt oder breit anliegend, und hat daher keine direkte Verbindung mit der Gebärmutterhöhle oder dem Endometrium, in dem sich die befruchtete Eizelle einnisten muss.

Auch wissenschaftliche Studien haben bestätigt, dass subseröse Myome keine wesentlichen negativen Auswirkungen auf die Empfängnisrate oder den Schwangerschaftsverlauf haben. Das gilt sowohl für Frauen, die auf natürlichem Wege schwanger werden möchten, als auch für jene, die sich einer assistierten Reproduktionstechnologie (ART) wie der In-vitro-Fertilisation (IVF) unterziehen. Da subseröse Myome die Gebärmutter nicht wesentlich verändern und nicht in den Prozess der Einnistung eingreifen, gibt es keine eindeutigen Beweise dafür, dass sie die Wahrscheinlichkeit einer erfolgreichen Schwangerschaft verringern.

Trotz dieser allgemeinen Annahme kann in einigen Fällen – insbesondere bei sehr großen subserösen Myomen – eine indirekte Beeinflussung der Fruchtbarkeit nicht vollständig ausgeschlossen werden. Ein besonders großes Myom kann Druck auf benachbarte Organe ausüben, die Durchblutung der Gebärmutter beeinflussen oder bei ungünstiger Lage sogar die Eileiter mechanisch einschränken. Solche Fälle sind jedoch selten. Deshalb wird in der Regel bei subserösen Myomen keine routinemäßige Entfernung empfohlen, es sei denn, es treten spezifische Symptome wie Schmerzen, Druckgefühl oder eine gestörte Organfunktion auf.

Diagnose von Myomen bei Kinderwunsch

Eine genaue Diagnose von Myomen ist ein entscheidender Schritt, um deren mögliche Auswirkungen auf die Frucht-

Zusammenfassung

Die Auswirkungen von Myomen auf die Fruchtbarkeit können vielfältig sein. Das Ausmaß hängt jedoch von verschiedenen Faktoren ab, wie Art, Größe und Lage der Myome. Subseröse Myome einträchtigen in den meisten Fällen die Fruchtbarkeit nicht. Deshalb haben Frauen mit dieser Myomart in der Regel keine zusätzlichen Schwierigkeiten bei der Empfängnis oder während der Schwangerschaft. Eine Behandlung oder operative Entfernung subseröser Myome wird deshalb nur dann in Betracht gezogen, wenn konkrete Symptome oder erhebliche Größenveränderungen auftreten, die das allgemeine Wohlbefinden beeinträchtigen könnten.

barkeit richtig einzuschätzen und einen geeigneten Behandlungsansatz zu finden. Da Myome sehr unterschiedlich in ihrer Lage, Größe und Anzahl sein können, sollte unbedingt eine detaillierte Bildgebung durchgeführt werden, um eine fundierte Behandlungsentscheidung zu treffen.

Transvaginaler Ultraschall: Diese Methode ermöglicht es, Myome detailliert zu lokalisieren und ihre Größe sowie ihre Beziehung zur Gebärmutterhöhle zu bestimmen. Besonders bei submukösen Myomen, die direkt in die Gebärmutterhöhle hineinragen und die Einnistung des Embryos erheblich beeinträchtigen können, ist die transvaginale Sonographie ein unverzichtbares Werkzeug.

MRT: In komplexeren Fällen, insbesondere wenn der Ultraschall aufgrund der Lage oder der Größe des Myoms keine eindeutigen Ergebnisse liefert, kann eine Magnetresonanztomographie (MRT) erforderlich sein. Die MRT bietet eine hochpräzise Darstellung der Gebärmutterstruktur und kann zusätzliche Informationen liefern, die für die Planung einer möglichen Therapie entscheidend sind. Das ist besonders relevant, wenn es darum geht, Myome von anderen Raumforderungen in Becken zu unterscheiden oder bei multiplen Myomen ihre genaue Anordnung und Interaktion mit anderen Organen zu beurteilen.

Die bildgebenden Verfahren sind nicht nur für die diagnostische Bewertung unerlässlich, sondern auch für die Therapieplanung von großer Bedeutung. Sie helfen dabei, die genaue Lage, Ausdehnung und Wachstumstendenz der Myome zu bestimmen, und geben somit Hinweise darauf, ob und welche Behandlung notwendig ist, um die Chancen auf eine erfolgreiche Schwangerschaft zu erhöhen. Beispielsweise kann die MRT dabei helfen zu beurteilen, wie tief ein submuköses Myom in die Gebärmutter hineinragt oder wie fest es mit ihr verbunden ist –

ein wichtiger Faktor für die Auswahl der passenden Operationsmethode.

Die genaue Diagnose spielt auch eine Schlüsselrolle bei der langfristigen Prognose. Eine frühzeitige und präzise Erfassung von Myomen ermöglicht es Ihrer Ärztin, ein individuell auf Sie zugeschnittenes Behandlungskonzept zu entwickeln, das nicht nur die Fruchtbarkeit optimiert, sondern auch das Risiko von Schwangerschaftskomplikationen minimiert. Dies ist besonders für Frauen mit bereits bestehenden Fruchtbarkeitsproblemen von großer Bedeutung, weil die Wahl der richtigen Therapiemethode den entscheidenden Unterschied zwischen einer erfolgreichen oder erschwerten Schwangerschaft ausmachen kann.

Wenn Sie sich ein Kind wünschen und Myome haben, reicht es nicht aus, sich ausschließlich auf die Myome zu konzentrieren. Eine umfassende Untersuchung der gesamten reproduktiven Gesundheit ist wichtig, damit Ihre Ärztin alle möglichen Ursachen für eine verminderte Fruchtbarkeit identifizieren und eine individuell angepasste Therapie entwickeln kann.

Was wird noch überprüft?

Neben der genauen diagnostischen Abklärung der Myome ist es notwendig, dass Ihre Ärztin auch andere entscheidende Faktoren berücksichtigt, die die Fruchtbarkeit beeinflussen können. Dazu gehört in erster Linie die Beurteilung der ovariellen Reserve, also der Anzahl und Qualität der verbleibenden Eizellen. Diese wird oft durch die Bestimmung der Anti-Müller-Hormon-(AMH-)Werte bestimmt. Dafür wird die antrale Follikelzahl mittels Ultraschall gemessen, das heißt, wie viele kleine Eibläschen in den Eierstöcken zu Beginn des Zyklus sichtbar sind. Diese Zahl gibt einen Hinweis darauf, wie hoch die Fruchtbarkeitsreserve ist. Zusätzlich werden die zyklusabhängigen Hormonwerte (FSH, LH, Östradiol) überprüft. Eine reduzierte ovarielle Reserve kann unabhängig von Myomen eine Schwangerschaft erschweren und ist daher ein wichtiger Bestandteil der Fruchtbarkeitsdiagnostik.

Ein weiterer zentraler Aspekt ist die Funktionalität der Eileiter. Selbst wenn ein Myom als potenzielle Ursache für Fruchtbarkeitsprobleme identifiziert wurde, kann eine zusätzliche Veränderung oder Blockade der Eileiter ebenfalls eine Rolle spielen. Solche Abklärungen erfolgen meist mittels Hysterosalpingographie (HSG) oder diagnostischer Laparoskopie mit Chromoperturbation, bei denen die Durchgängigkeit der Eileiter überprüft wird. Besonders wenn Sie eine Vorgeschichte mit Entzündungen im Beckenbereich oder operativen Eingriffen im Uterus haben, ist es wichtig, die Funktion der Eileiter genau zu bewerten.

Bei der Hysterosalpingographie (HSG) wird ein Kontrastmittel über den Gebär-

Zusammenfassung

Es ist nicht ausreichend, sich allein auf das Vorhandensein von Myomen zu konzentrieren, auch wenn sie eine entscheidende Rolle bei der Fruchtbarkeit spielen können. Nur die Kombination aller vorgestellten Untersuchungen – der präzisen Diagnose der Myome, der Beurteilung der Eierstockreserve, der Überprüfung der Eileiterfunktion und der Analyse der Samenqualität Ihres Partners – ermöglicht eine umfassende und differenzierte Einschätzung Ihrer individuellen Situation.

mutterhals in die Gebärmutter und die Eileiter eingebracht. Anschließend wird eine Röntgenaufnahme gemacht, um zu sehen, ob die Eileiter durchgängig sind. Die Chromoperturbation erfolgt im Rahmen einer Bauchspiegelung. Dabei wird über einen kleinen Schnitt in der Bauchdecke eine Kamera eingeführt und über den Gebärmutterhals ein blauer Farbstoff eingespritzt. So kann man direkt beobachten, ob der Farbstoff durch die Eileiter fließt, und sieht, ob sie offen sind.

Auch die reproduktive Gesundheit Ihres Partners darf nicht außer Acht gelassen werden. In vielen Fällen kann die Ursache für eine eingeschränkte Fruchtbarkeit nicht nur auf die Frau, sondern auch auf den Mann zurückgeführt werden. Ein Spermiogramm zu Analyse der Spermienkonzentration, -beweglichkeit und -struktur ist daher oft ein entscheidender Bestandteil der Diagnostik.

Nur durch eine solche ganzheitliche Herangehensweise kann Ihre Ärztin eine effektive, auf Sie persönlich abgestimmte Therapie entwickeln, die die besten Chancen auf eine erfolgreiche Schwangerschaft bietet.

Therapie zur Verbesserung der Fruchtbarkeit

Bei der Behandlung von Myomen bei Frauen mit Kinderwunsch verfolgen wir Ärztinnen das Ziel, die Fruchtbarkeit zu erhalten oder zu verbessern, indem wir versuchen, die Hindernisse für die Empfängnis und den erfolgreichen Schwangerschaftsverlauf zu minimieren. Die therapeutischen Möglichkeiten lassen sich in zwei Hauptkategorien unterteilen: chirurgische und konservative Therapien.

Submuköse Myome: Die gezielte Entfernung von Myomen unter Erhalt der Gebärmutter ist die am häufigsten empfohlene chirurgische Behandlung für Frauen mit submukösen Myomen, die eine Schwangerschaft anstreben. Zahlreiche Studien belegen, dass insbesondere die hysteroskopische Myomentfernung (Seite 45) die Chancen auf eine natürliche Empfängnis wesentlich erhöht und auch die Erfolgsraten assistierter Reproduktionstechniken wie der In-vitro-Fertilisation (IVF) erhöhen kann.

Intramurale Myome: Hier gestaltet sich die Entscheidung für oder gegen eine operative Entfernung komplexer. Faktoren wie Größe, Lage, Anzahl der Myome und Ihre individuellen Symptome spielen eine entscheidende Rolle. Während kleinere intramurale Myome ohne direkten Kontakt zur Gebärmutterhöhle oft keinen unmittelbaren negativen Einfluss auf die Fruchtbarkeit haben, können größere Myome oder solche mit deutlicher Beeinträchtigung der Gebärmutterarchitektur die Empfängnis oder die Einnistung erschweren. Die Entscheidung für eine Myomentfernung muss daher individuell getroffen werden, basierend auf der Schwere Ihrer Symptome und Ihrem Kinderwunsch.

Große oder symptomlose Myome: Haben Sie große oder symptomlose Myome und möchten Sie eine sofortige Operation vermeiden oder noch nicht unmittelbar schwanger werden, stehen verschiedene konservative Behandlungsoptionen zur Verfügung. Dazu zählen:

- Hormontherapien, die darauf abzielen, das Myomwachstum zu kontrollieren oder die Symptome zu lindern
- minimalinvasive Verfahren, wie die Radiofrequenzablation (Seite 43) oder die vorübergehende Embolisation der Gebärmutterarterien (UAE) (Seite 44), die eine Schrumpfung der Myome bewirken können

Allerdings bleibt die Wirksamkeit dieser Behandlungsansätze in Bezug auf die Fruchtbarkeit unklar. Während einige Studien darauf hindeuten, dass die Verkleinerung von Myomen durch nicht

Zusammenfassung

Die Wahl der richtigen Behandlung hängt stark von Ihrer individuellen Situation ab. Entscheidend sind dabei:

- Größe, Anzahl und Lage der Myome
- vorhandene Symptome und deren Ausprägung
- Ihr Alter und die Dringlichkeit des Kinderwunsches
- mögliche Risiken und Erfolgsaussichten der jeweiligen Therapie

In den meisten Fällen wird eine operative Myombehandlung als bevorzugte Option für Frauen mit submukösen Myomen angesehen, während bei intramuralen Myomen eine sorgfältige Abwägung der individuellen Situation notwendig ist. Konservative Therapien können eine vorübergehende Lösung darstellen, sind jedoch nicht immer die beste Wahl für Frauen mit aktuellem Kinderwunsch.

chirurgische Methoden die Beschwerden lindern kann, gibt es keine eindeutigen Belege dafür, dass sie die Schwangerschaftsrate signifikant erhöhen. Insbesondere die UAE wird nicht als bevorzugte Behandlung für Frauen mit Kinderwunsch empfohlen, weil sie langfristig die Gebärmutterschleimhaut und die Durchblutung des Uterus beeinträchtigen könnte.

Emotionale Belastungen

Die Diagnose von Myomen bei Frauen mit Kinderwunsch ist nicht nur eine medizinische Herausforderung, sondern kann auch erhebliche emotionale Belastungen mit sich bringen. Vielleicht haben Sie Sorgen und Ängste wegen der möglichen Auswirkungen der Myome auf Ihre Fruchtbarkeit und den Verlauf einer Schwangerschaft. Die Ungewissheit, ob eine natürliche Empfängnis möglich ist oder ob invasive Eingriffe notwendig werden, setzt Sie möglicherweise erheblichem psychischem Stress aus.

Ein besonders belastender Faktor ist das Gefühl, möglichst schnell schwanger werden zu müssen. Es ist besonders ausgeprägt, wenn die Myome erst im fortgeschrittenen Alter diagnostiziert werden, weil die natürliche Fruchtbarkeit mit zunehmendem Alter ohnehin abnimmt. Viele Frauen fühlen sich dann unter Druck gesetzt, schnell eine Entscheidung über eine mögliche Therapie zu treffen, weil sie befürchten, dass ein weiteres Warten ihre Chancen auf eine Schwangerschaft weiter verringern könnte.

Die psychische Belastung kann in einigen Fällen so stark sein, dass sie selbst zum Hindernis wird: Stress und emotionale Anspannung können nachweislich den Empfängnisprozess negativ beeinflussen, indem sie den hormonellen Zyklus stören oder unbewusst zu einer verringerten Wahrscheinlichkeit der Einnistung führen. Das kann einen Teufelskreis auslösen, in dem die Sorge um eine mögliche Unfruchtbarkeit die natürliche Empfängnis zusätzlich erschwert und den Weg zur Mutterschaft weiter kompliziert.

Um dieser Belastung entgegenzuwirken, ist es entscheidend, dass Sie nicht nur medizinische, sondern auch psychologische Unterstützung erhalten. Der multidisziplinäre Ansatz, bei dem Gynäkologinnen, Reproduktionsmedizinerinnen und ggf. psychologische Fachkräfte eng zusammenarbeiten, kann eine wertvolle Hilfe sein, um die Ängste zu reduzieren und individuelle Behandlungsstrategien zu entwickeln, die sowohl die medizinischen als auch die emotionalen Aspekte berücksichtigen.

Deshalb ist es wichtig, dass Sie nicht nur über die möglichen medizinischen Optionen Bescheid wissen, sondern auch Strategien zur Bewältigung der Situation kennen. Dazu gehören unter anderem der Austausch mit anderen betroffenen Frauen, Selbsthilfegruppen oder auch psychotherapeutische Begleitung, um mit der emotionalen Belastung besser umgehen zu können. Überlegen Sie, was Ihnen guttun würde.

Neben der medizinischen Betreuung durch ihre Ärztin ist auch Ihre mentale Gesundheit und eine emotionale Unterstützung wichtig, damit Sie sich nicht alleingelassen fühlen. All das kann den Weg zur Mutterschaft erleichtern und dazu beitragen, dass Sie die bestmöglichen Entscheidungen für Ihre Zukunft treffen.

Myome während der Schwangerschaft und der Geburt

Während der Schwangerschaft stellen Uterusmyome eine große Herausforderung dar, weil sie den Verlauf der Schwangerschaft und der Geburt beeinflussen und für Sie selbst wie auch für Ihr Baby Risiken bergen können. Es können Symptome wie Schmerzen, Blutungen, Fehlgeburten, Frühgeburten oder Komplikationen im Wochenbett auftreten. Aus diesem Grund ist eine sorgfältige Überwachung der Myome während der Schwangerschaft besonders wichtig, insbesondere bei großen Myomen oder solchen, die sich an kritischen Stellen befinden und möglicherweise eine vaginale Geburt oder einen Kaiserschnitt erschweren könnten.

Bauchschmerzen und rote Degeneration

Eines der häufigsten Symptome, das bei Frauen mit Myomen während der Schwangerschaft auftritt, sind Bauchschmerzen unterschiedlicher Intensität. Diese Beschwerden können verschiedene Ursachen haben, wobei eine der häufigsten und zugleich schmerzhaftesten Komplikationen die sogenannte rote Degeneration ist.

Während der Schwangerschaft kommt es im Körper zu einer starken Hormonumstellung, insbesondere durch die erhöhten Spiegel von Progesteron und Östrogen. Diese Hormone sind essenziell für den Erhalt und das Wachstum der Schwangerschaft, beeinflussen jedoch auch das Wachstum von Myomen. Besonders in den ersten Schwangerschaftswochen oder im zweiten Trimester, wenn sich die Gebärmutter durch das Wachstum des Fötus deutlich vergrößert, kann es vorkommen, dass ein Myom schnell an Größe zunimmt.

Bei diesem raschen Wachstum kann es zu Durchblutungsstörungen innerhalb des Myoms kommen. Das führt dazu, dass das Myom nicht mehr ausreichend mit Sauerstoff und Nährstoffen versorgt wird, was schließlich zu einer Gewebsnekrose (Zelltod) führt – einem Phänomen, das als rote Degeneration des Myoms bezeichnet wird. Diese Situation verursacht meist starke, krampfartige oder anhaltende Bauchschmerzen, die häufig im

Zusammenfassung

Auch wenn die rote Degeneration schmerzhaft und belastend ist, stellt sie in den meisten Fällen keine direkte Gefahr für die Schwangerschaft oder das Baby dar. Mit einer angepassten Schmerztherapie und einer sorgfältigen Überwachung kann die Situation meist konservativ behandelt werden, ohne dass ein chirurgischer Eingriff notwendig ist.

zweiten Schwangerschaftsdrittel auftreten und als äußerst unangenehm empfunden werden.

Zusätzlich zu den Schmerzen kann die rote Degeneration auch mit weiteren Entzündungszeichen einhergehen, darunter Fieber, erhöhten Entzündungswerten im Blut (CRP) und allgemeinem Unwohlsein. Diese Symptome können die Differenzialdiagnose erschweren, weil sie anderen ernsthaften Schwangerschaftskomplikationen, zum Beispiel Fehlgeburten, Plazentastörungen oder Gebärmutterinfektionen, ähneln können. Aus diesem Grund ist eine sorgfältige Untersuchung sowie eine detaillierte Ultraschall- und Labordiagnostik entscheidend, um die Ursache der Beschwerden genau zu bestimmen und andere schwerwiegende Erkrankungen auszuschließen.

Die Behandlung von Schmerzen, die durch eine Myom-Degeneration verursacht werden, erfolgt je nach Schweregrad der Symptome entweder ambulant oder stationär. Das Hauptziel ist die Linderung der Schmerzen, ohne dabei Mutter oder Fötus zu gefährden. Daher werden nur für die Schwangerschaft zugelassene Schmerzmittel verabreicht, die als sicher gelten. In schwereren Fällen, in denen die Schmerzen intensiv und nicht mit oralen Medikamenten kontrollierbar sind, kann eine kurzfristige stationäre Überwachung erforderlich sein, um die Mutter optimal zu betreuen und eine Verschlechterung des Zustands zu verhindern.

Myome wachsen nicht gleichmäßig

Obwohl Myome als hormonsensitive Tumoren gelten und sich unter dem Einfluss von Östrogen und Progesteron während der Schwangerschaft oft vergrößern, ist ihr Wachstumsverhalten nicht immer vorhersehbar. Studien haben gezeigt, dass das Wachstum von Myomen nicht gleichmäßig oder linear verläuft, sondern sich phasenweise verändern kann. Das bedeutet, dass einige Myome in den frühen Phasen der Schwangerschaft schnell wachsen, während später ihre Größe stagniert oder sie sich sogar verkleinern können.

Aufgrund dieser individuellen Wachstumsdynamik ist eine regelmäßige und sorgfältige Überwachung durch Ultraschall besonders wichtig. Eine engmaschige Kontrolle ermöglicht es, potenzielle Komplikationen frühzeitig zu erkennen, insbesondere wenn Myome eine ungünstige Lage haben.

Vorzeitige Plazentaablösung

Besonders problematisch können Myome sein, die sich in der Nähe der Plazenta befinden, weil sie das Risiko für schwere schwangerschaftsbedingte Komplikationen erhöhen können. Eine der gefährlichsten Komplikationen in diesem Zusammenhang ist die vorzeitige Plazentaablösung (Abruptio placentae). Dabei löst sich die Plazenta teilweise oder vollständig vor dem eigentlichen Geburtstermin von der Gebärmutterwand ab, was zu einer beeinträchtigten Sauerstoff- und Nährstoffversorgung des Fötus führen kann. In schweren Fällen kann diese Situation einen Notfallkaiserschnitt erforderlich machen, um die Gesundheit von Mutter und Kind zu schützen.

Beeinflussung des Geburtsverlaufs

Neben der möglichen Beeinflussung der Plazentafunktion können große Myome auch den Geburtsverlauf selbst erschweren. Myome, die sich in der Nähe des Gebärmutterhalses oder tief im unteren Bereich der Gebärmutter befinden, können unter Umständen den Geburtskanal blockieren. In solchen Fällen ist eine natürliche Geburt eventuell nicht möglich, sodass ein Kaiserschnitt am sichersten ist.

Die genaue Beurteilung der Myomlage ist daher wichtig, um die Geburtsart frühzeitig zu planen. Während Frauen mit kleineren Myomen oft eine spontane Geburt erleben können, ist bei größeren

Zusammenfassung

Myome während der Schwangerschaft werden überwiegend konservativ behandelt, weil eine chirurgische Entfernung von Myomen während der Schwangerschaft mit höheren Risiken für das ungeborene Kind verbunden ist als die bloße Anwesenheit des Myoms. Nur in ausgewählten Fällen wird ein Kaiserschnitt aufgrund eines Myoms in Betracht gezogen. Eine regelmäßige Ultraschallüberwachung ist unerlässlich, um das Wachstum und die Lage der Myome während der Schwangerschaft zu beurteilen. Sie ermöglicht es, potenzielle Risiken wie die Deformation der Gebärmutterhöhle oder eine eingeschränkte Plazentadurchblutung zu erkennen und geeignete Maßnahmen zu planen.

oder ungünstig positionierten Myomen eine sorgfältige Entscheidung über die beste Entbindungsform erforderlich.

Risiko für eine Fehlgeburt

Der Zusammenhang zwischen Uterusmyomen und Fehlgeburten ist gut dokumentiert. Besonders submuköse Myome, die die Gebärmutterhöhle deformieren, sind mit einem erhöhten Fehlgeburtsrisiko verbunden, weil sie das Einnisten und die Entwicklung des Embryos beeinträchtigen. Auch intramurale Myome, obwohl weniger gefährlich, können die Gebärmutterhöhle deformieren, insbesondere wenn sie groß sind. Uterusmyome können auch das Risiko von Frühgeburten und einem vorzeitigen Blasensprung erhöhen, was Überlebenschancen und Gesundheit des Fötus beeinträchtigen kann. Obwohl das Risiko von Fehlgeburten oder Frühgeburten bei Frauen mit Myomen erhöht sein kann, kann eine ärztliche Überwachung das Risiko mildern.

Risiken nach der Geburt

Neben den bereits erwähnten Risiken während der Schwangerschaft und Geburt kann das Vorhandensein von Myomen auch die Zeit nach der Entbindung (postpartale Phase) erheblich beeinflussen, insbesondere in Bezug auf den Blutverlust nach der Entbindung. Frauen mit großen oder multiplen Myomen haben ein höheres Risiko für einen starken Blutverlust (postpartale Hämorrhagie, PPH), weil Myome die normale Funktion der Gebärmutter nach der Geburt beeinträchtigen können.

Ein besonders relevanter Mechanismus in diesem Zusammenhang ist die Uterusatonie, eine der Hauptursachen für schwere postpartale Blutungen. Nach der Geburt sollte sich die Gebärmutter kräftig zusammenziehen, um die offenen Blutgefäße an der Plazentahaftstelle zu verschließen. Wenn jedoch Myome in der Gebärmutter vorhanden sind, kann diese Kontraktionsfähigkeit reduziert oder unregelmäßig sein. Insbesondere intramurale und multiple Myome können das myometriale Gewebe schwächen, was dazu führt, dass sich die Gebärmutter nach der Geburt nicht richtig zusammenzieht.

Bleibt die Gebärmutter in einem erschlafften Zustand, können die Blutgefäße, die während der Plazentaablösung geöffnet wurden, nicht richtig verschlossen werden, was zu massiven Blutungen führen kann. Diese Form der Hämorrhagie kann für die Mutter lebensbedrohlich sein, wenn sie nicht rechtzeitig erkannt und behandelt wird.

Aus diesem Grund ist es von entscheidender Bedeutung, dass bei Frauen mit bekannten Myomen bereits im Kreißsaal eine sorgfältige Anamnese und Risikoeinschätzung durchgeführt wird. Die Kenntnis über die Anzahl, Größe und Lage der

Myome ermöglicht es dem geburtshilflichen Team, präventive Maßnahmen zu ergreifen, um das Risiko einer postpartalen Blutung zu minimieren.

Zur Behandlung und Prävention einer Uterusatonie werden in der Regel Uterutonika verabreicht – Medikamente, die die Kontraktion der Gebärmutter anregen und so die Blutstillung unterstützen.

Falls medikamentöse Maßnahmen nicht ausreichen, stehen weitere interventionelle (Seite 43) und operative Therapien (Seite 45) zur Verfügung, um eine unkontrollierte Blutung zur stoppen.

Techniken zum Stoppen der Blutung:

- Bakri-Ballon, ein Ballonkatheter, der in die Gebärmutter eingeführt wird und durch sanften Druck auf die Gebärmutterwand die Blutung reduziert
- Kompressionsnähte an der Gebärmutter, um die Blutgefäße mechanisch zu verschließen
- In schweren Fällen kann ein chirurgischer Eingriff notwendig werden, einschließlich des gezielten Verschlusses von Blutgefäßen (arterielle Embolisation) oder in extremen Situationen einer Notfalloperation wie die Entfernung der Gebärmutter (Hysterektomie), wenn alle anderen Methoden versagen.

Zusammenfassung

Frauen mit Myomen sollten während der Schwangerschaft und der Geburt nicht nur engmaschig überwacht werden. Sie müssen auch nach der Geburt gut beobachtet werden. Durch eine frühzeitige Risikoerkennung und gezielte geburtshilfliche Maßnahmen kann das Risiko schwerer Blutungen reduziert und die Sicherheit der Mutter optimiert werden.

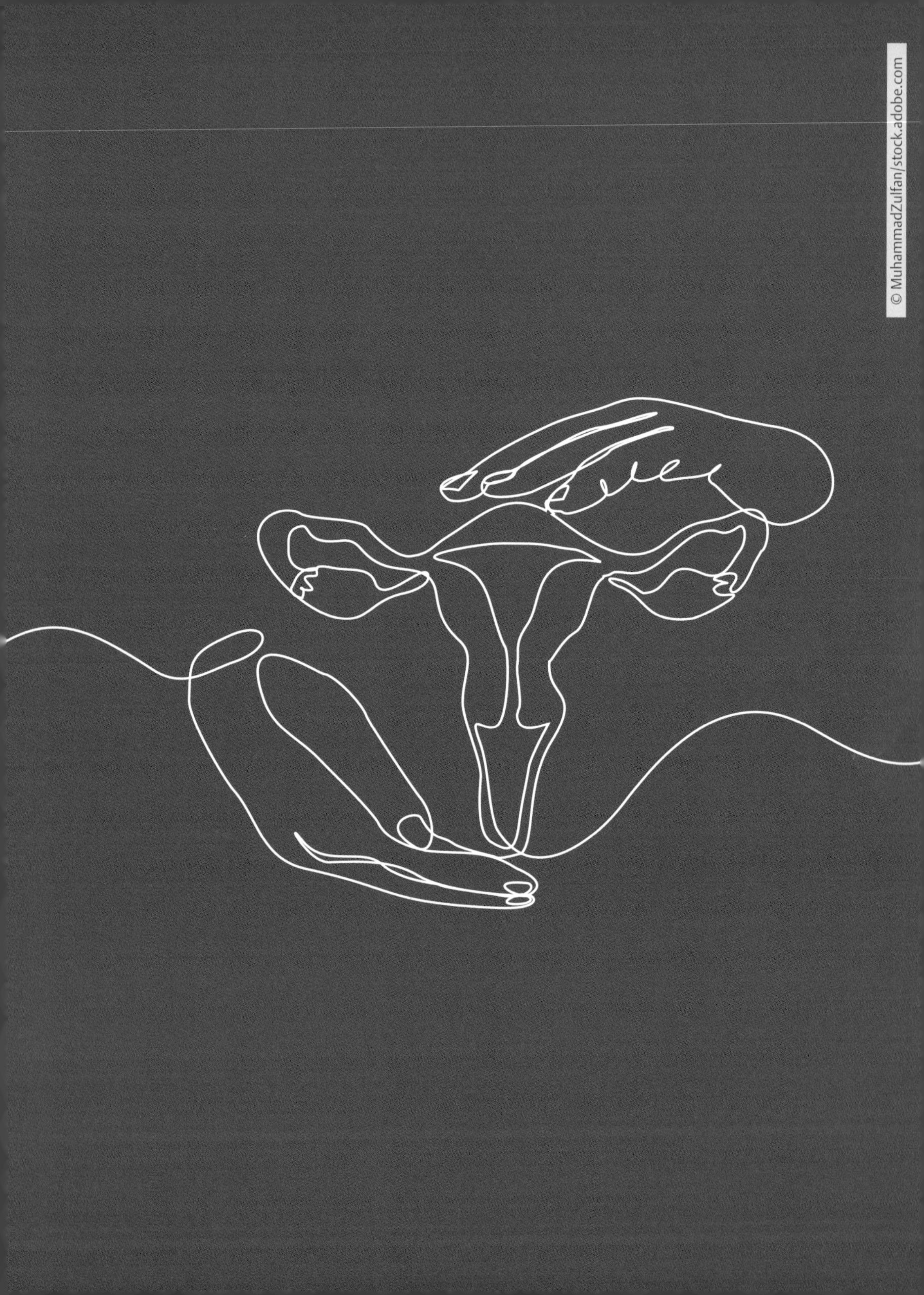

Myome ganzheitlich behandeln

Mandy Geppert-
große Holthaus

Die Naturheilkunde kann eine sinnvolle Ergänzung zur ärztlichen Therapie sein. Mit der Kraft der Natur können Sie die Behandlung von Myomen gut unterstützen.

Die Basistherapie

Mit der Basistherapie legen wir die Basis für ein gesundes Leben. Dazu gehören vor allem eine gesunde Ernährung, Stressmanagement und das Wissen über schädliche Umweltfaktoren.

In der Naturheilkunde gehen wir davon aus, dass Krankheitsgeschehen, wie beispielsweise die Entstehung von Myomen, immer Ursachen und Auslöser haben, die es gilt, aufzuspüren und ebenfalls zu behandeln. Statt also das Myom nur operativ zu entfernen oder durch eine Hormonbehandlung sein Wachstum zu unterdrücken, macht es durchaus Sinn, das Myom auch unter folgenden Aspekten zu betrachten:

- Warum ist das Myom entstanden?
- Liegt im Körper ein hormonelles Ungleichgewicht vor?
- Gibt es Nährstoffmängel oder ist die körpereigene Entgiftungsfunktion vielleicht eingeschränkt?

Es gibt viele Spuren, denen man nachgehen kann, um die Auslöser der Myomentstehung aufzudecken. In diesem Kapitel möchte ich Ihnen zeigen, wie Sie Ihre Gesundheit ein Stück weit selbst in die Hand nehmen können.

Neben der Ursachenfindung und der ganzheitlichen Behandlung möchte ich Ihnen auch praktische Mittel und Techniken dafür an die Hand geben, sich naturheilkundlich mit den Symptomen, die ein Myom mit sich bringt, zu befassen. Schmerzen im Unterleib oder Rücken, eine schmerzhafte Periode sowie unregelmäßige oder verstärkte Blutungen sind Symptome, die leicht ausgeprägt sein, aber auch großes Leid auslösen können.

Um auch diese Symptome anzugehen, nutze ich das gesamte Spektrum der ganzheitlichen Medizin. Hierzu zählen beispielsweise Mittel aus der Pflanzenheilkunde, der Ernährungs- und orthomolekularen Medizin (Nährstofftherapie), der Knospenheilkunde, der Homöopathie und der Traditionellen Chinesischen Medizin.

Was bedeutet »ganzheitlich«?

Im ersten Schritt widmen wir uns der Basistherapie. Dieser Begriff umschreibt in der ganzheitlichen Medizin, die »Basis für ein gesundes Leben«.

Die wichtigsten Grundlagen:

- Ernährung und Nährstoffhaushalt
- Säure-/Basenhaushalt
- Bewegung
- Schadstoffbelastung
- psychische Gesundheit
- Schlafgewohnheiten
- Lifestyle und Stressmanagement

All diese Faktoren können ein Ungleichgewicht im Körper auslösen, das die Entstehung von Krankheiten begünstigt. Egal ob eine Patientin mit Myomen zu mir in die Praxis kommt oder ein ganz anderes Thema mitbringt, die Basistherapie ist oft der erste Schritt. Also möchte ich auch Ihnen zu Beginn die Pfeiler der Basistherapie vorstellen und Ihnen erste Tipps mit auf den Weg geben. Später schauen wir uns dann die konkrete Behandlung des Myoms und seiner Symptome an.

Die Pfeiler der Basistherapie

Es gibt fünf sogenannte Pfeiler der Basistherapie:

1. Ernährung und Nährstoffe
2. Bewegung
3. psychische Gesundheit und Schlaf
4. Lifestyle und Stressmanagement
5. Schadstoffbelastung und Entgiftung

Da besonders die Pfeiler »Ernährung und Nährstoffe« (Seite 82), »Lifestyle und Stressmanagement« (Seite 86) und »Schadstoffbelastung« (Seite 88) in

Die fünf Pfeiler der Basistherapie.

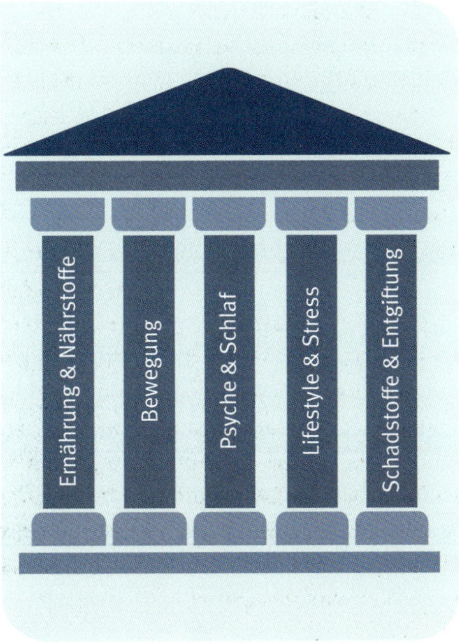

der Myombehandlung eine Rolle spielen, gehe ich im Folgenden besonders hierauf ein. Natürlich gehören auch eine ausreichende, individuell passende Bewegung und ein guter, erholsamer Schlaf zu den Grundlagen eines gesunden Lebens. Wenn Sie hier Schwierigkeiten haben, empfehle ich Ihnen, sich beraten oder ggf. behandeln zu lassen.

Ernährung und Nährstoffe

Die Ernährung sollte überwiegend gesund sein – das ist wohl jedem klar. Aber was gesunde Ernährung genau beinhaltet, daran scheiden sich bekanntlich die Geister. Sicher ist, dass eine optimale Ernährung sehr individuell ist. Was für die 25-jährige Leistungssportlerin genau das Richtige ist, kann für die 60-jährige Frührentnerin mit Diabetes kontraproduktiv sein.

Allerdings gibt es ein paar Grundsätze, die für die meisten Menschen gelten. Sie sind gar nicht schwer zu befolgen und können gleichzeitig viel bewirken.

Die 80:20-Regel

Essen soll auch Genuss sein und die wenigsten Menschen können dauerhaft ausschließlich Gesundes zu essen, ohne Heißhungerattacken zu bekommen oder in eine Art Wechselspiel zwischen einer Hardcore-Diät und dem kompletten Gegenteil zu verfallen. Aber »nur gesund« muss auch gar nicht sein!

Wenn Sie sich mit einer vollwertigen Ernährung eine gute Basis schaffen und genügend Nährstoffe aufnehmen, dürfen Sie auch mal ein reines Genussprodukt essen. Viele Menschen versuchen, die 80:20-Regel einzuhalten. 80 Prozent der Nahrung sollten vollwertige Lebensmittel sein, 20 Prozent dürfen dann aus dieser Kategorie herausfallen.

Die vier Bausteine der vollwertigen Ernährung

Woraus soll aber nun diese »vollwertige« Ernährung bestehen? Unser Körper und jede einzelne Zelle benötigen Makro- und Mikronährstoffe, um zu funktionieren. So muss eine vollwertige, gesunde Nahrung diese Stoffe in einem ausreichenden Maße liefern. Ich stelle Ihnen nun vier Bausteine vor, die den Hauptteil Ihrer Ernährung ausmachen sollten:

1. »Frisches« Gemüse und Obst: Besonders Gemüse ist ein großartiger Nährstofflieferant und kann auf vielfältige Weise, ob roh oder gekocht, in die Ernährung eingebaut werden. Vielleicht kennen Sie den Satz »Eat a rainbow« (Essen Sie einen Regenbogen) – es gilt nämlich: Je bunter, desto besser! Die Idee ist simpel, aber wissenschaftlich fundiert: Jede Farbe in natürlichen Lebensmitteln steht für bestimmte sekundäre Pflanzenstoffe, Vitamine, Mineralstoffe und Antioxidantien, die wichtig für die Gesundheit sind. Beispielsweise enthalten rote Lebensmittel (wie Tomaten, Erdbeeren und rote Paprika) recht viel Lycopin, das antioxidativ wirkt und die Zellen so vor Schäden schützt. Orange und gelbe Lebensmittel (wie Karotten, Kürbis, Süßkartoffeln oder Orangen) enthalten Beta-Carotin, das als Vorstufe von Vitamin A gut für die Augengesundheit, das Immunsystem und die Haut ist. Außerdem enthalten sie Flavonoide, die entzündungshemmend wirken und das Herz stärken. Grünes Gemüse (wie Spinat, Brokkoli und Erbsen) ist besonders nährstoffreich. Das enthaltene Chlorophyll, das Lutein, die Folsäure und Vitamin K unterstützen die Entgiftungsfunktion der Leber, stärken die Knochen und Zähne und tragen zu gesunder Haut und gesunden Augen bei. Die blaue und violette Farbe (wie von Blaubeeren, Rotkohl, Trauben und Auberginen) weist auf einen hohen Gehalt an Anthocyanen und Resveratrol hin. Diese Stoffe sind starke Antioxidantien, die die Zellen schützen und Alterungsprozessen vorbeugen. Lebensmittel mit einer weißen oder braunen Farbe (wie Zwiebeln, Knoblauch, Pilze und Kartoffeln) unterstützen durch das enthaltene Allicin und die Polyphenole das Immunsystem. Sie haben antimikrobielle Eigenschaften, die krankmachende Keime hemmen können.

2. Hochwertige Proteine: Hülsenfrüchte (wie Bohnen, Linsen, Erbsen), Nüsse, Saaten, Eier, (Bio-)Fleisch, Fisch, Amaranth und Quinoa sind Beispiele für gute und hochwertige Proteinquellen. Sie enthalten essenzielle Aminosäuren (die der Körper nicht selbst herstellen kann) in ausreichender Menge, und unser Körper kann sie auch gut verwerten.

3. Komplexe Kohlenhydrate: Vollkorngetreide, (Süß-) Kartoffeln, Vollkornreis, Karotten, Hafer, Hirse, Vollkornbrot, Quinoa, Hülsenfrüchte, Nüsse und Saaten sind gute Quellen für komplexe Kohlenhydrate. Diese bestehen aus langen Molekülketten (Polysaccharide). Während einfache Kohlenhydrate (wie Zucker und Weißmehlprodukte) schnell vom Körper verwertet werden, den Blutzuckerspiegel stark schwanken lassen und so oft zu Müdigkeit und Schwäche führen, werden komplexe Kohlenhydrate langsamer verdaut, machen länger satt, halten den Blutzucker stabil und sorgen so für eine gleichmäßige Energieversorgung.

4. Hochwertige Fette: Fette haben einen eher schlechten Ruf, dabei sind sie essenziell für unsere Gesundheit – allerdings muss man auch hier genau hinschauen. Hochwertige Fette (wie in Oliven, Olivenöl, Nüssen, Saaten, Leinöl, Eiern, Butter, Avocado und Fisch) enthalten wichtige Bausteine für unsere Gesundheit, liefern Energie und helfen uns beispielsweise, Vitamine aufzunehmen. Besonders die Omega-3-Fettsäuren und ein gesundes Omega-3- zu Omega-6-Verhältnis sind hier wichtig. Omega-3-Fettsäuren haben entzündungshemmende Eigenschaften. Ein Mangel kann entzündliche Prozesse im Körper begünstigen. Gerade im Bezug auf Myome möchte ich das Omega-3 hervorheben, denn Myome stehen vermutlich mit latenten (verborgenen), leichten, chronischen Entzündungen im Zusammenhang. Zudem können Omega-3-Fettsäuren helfen, die Hormonregulation zu unterstützen und haben eine antiangiogene Wirkung (hemmen die Blutgefäßbildung), was von Vorteil sein kann, weil das Myom eine gute Durchblutung für das Wachstum benötigt. Omega-3-Quellen in unserer Ernährung sind hauptsächlich Fisch, Meeresfrüchte und Algen (enthalten die aktiven Formen EPA und DHA). Auch mit Leinsamen, Chiasamen, Walnüssen und Rapsöl können Sie Omega-3-Fettsäuren zu sich nehmen (enthalten allerdings die weniger bioaktive Alpha-Linolensäure).

Mit der Tellerregel lässt sich eine gesunde Ernährung leicht umsetzen.

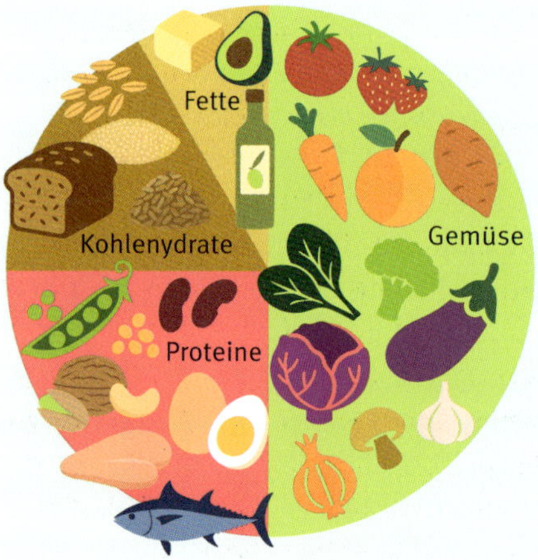

Falls Sie nun merken, dass Sie wenige von diesen Lebensmitteln zu sich nehmen, besonders keinen oder wenig Fisch und Meeresfrüchte, ist es eventuell sinnvoll, Omega-3 in Form eines Nahrungsergänzungsmittels (zum Beispiel ein hochwertiges Algen- oder Fischöl) einzunehmen. Eine Dosierung von 2000 mg/Tag ist hier der Standard. Eine Bezugsquelle finden Sie in unseren Empfehlungen (Seite 116). Besprechen Sie die Einnahme vorab mit Ihrer Ärztin, um sicherzugehen, dass in Ihrem individuellen Fall nichts dagegenspricht.

Die vier Bausteine in den Alltag integrieren

Diese vier Bausteine können Sie mit der »Tellerregel« leicht einsetzen. Ihr Teller sollte folgendermaßen gefüllt sein:

- ½ Gemüse
- ¼ Proteine
- ⅙ Kohlenhydrate
- etwas hochwertiges Fett

Mit meinen Rezepten lässt sich die Tellerregel leicht befolgen. Probieren Sie es aus!

Mediterrane Gemüsepfanne mit Lachs:
Für zwei Personen braten Sie 1 Zucchini, 1 gelbe Paprika, 1 Handvoll Kirschtomaten, 1 Zwiebel und 1 Knoblauchzehe an.

Damit haben Sie bereits einen kleinen Regenbogen auf dem Teller. Dazu garen Sie etwa 100 g Quinoa in Salzwasser. Braten Sie außerdem 1–2 Lachsfilets (alternativ Tofu oder Bulgurbratlinge) in Olivenöl – und schon ist die gesunde, nährstoffreiche und leckere Mahlzeit fertig!

Asiatische Bowl mit Hähnchen und Vollkornreis: Für zwei Personen bilden 1 kleiner Brokkoli, 2 Karotten, 1 rote Paprika und 1–2 Frühlingszwiebeln den Gemüseanteil. Braten Sie sie in Sesamöl kurz an und schmecken Sie sie mit Sojasauce ab. Proteine kommen von 2 marinierten Hähnchenbrustfilets, 100–120 g Quinoa oder 200–250 g Tofu. Als komplexe Kohlenhydrate und Sattmacher passen 120 g Vollkornreis. Etwas Sesamöl und Cashewnüsse als Topping enthalten gute Fette.

Wichtig

Bei der Einnahme von Nahrungsergänzungsmitteln sollten Sie ein paar Faktoren beachten, zum Beispiel Ihre aktuellen Nährstoffwerte (gemessen im Vollblut), die Qualität der Supplemente (hinsichtlich Bioverfügbarkeit, Dosis, Wirkstoffqualität) und die individuelle Dosierungsempfehlung. Wenn Sie sich in dem Bereich nicht auskennen oder unsicher sind, empfehle ich Ihnen, eine individuelle Beratung, beispielsweise bei einer Heilpraktikerin, in Anspruch zu nehmen.

Nahrungsergänzungsmittel

Der Markt für Nahrungsergänzungsmittel ist riesig, so riesig, dass man sich ohne medizinische Vorkenntnisse leicht in diesem Labyrinth verirren kann. Nahrungsergänzungsmittel können eine sinnvolle Ergänzung zur Ernährung darstellen – die Betonung liegt hier auf Ergänzung, denn Kapseln, Tropfen und Tabletten ersetzen definitiv keine gesunde Ernährung.

Da unsere Böden durch Monokultur und verschiedene andere Faktoren immer nährstoffärmer werden, Obst und Gemüse teilweise lange Transport- und Lagerungszeiten hinter sich hat und generell die Ernährung, zum Beispiel durch Fast-Food, eher ungesünder wird, haben viele Menschen keine optimale Nährstoffversorgung.

Bei verlängerten, starken Periodenblutungen und/oder Zwischenblutungen ist es in jedem Fall ratsam, regelmäßig das Ferritin (Eisenspeicherwert), den Hämoglobin- und Hämatokrit-Wert im Blut zu überprüfen. Durch den Blutverlust ist das Risiko einer Anämie (Blutarmut) erhöht, was Symptome wie Müdigkeit, Antriebslosigkeit, Blässe, Kältegefühl und vieles mehr mit sich bringen kann.

Phytoöstrogene

Im Rahmen der Myombehandlung möchte ich besonders die Phytoöstrogene in unserer Ernährung hervorheben. Phytoöstrogene sind sekundäre Pflanzenstoffe, die eine strukturelle Ähnlichkeit mit unserem Sexualhormon Östrogen haben. Sie sind nicht genau baugleich mit unserem körpereigenen Hormon und haben auch nicht die gleiche Wirkung, dennoch können sie an die Östrogenrezeptoren unserer Zellen andocken und haben so eine hormonelle Wirksamkeit.

Phytoöstrogene (insbesondere Isoflavone, Lignane und Coumestane) befinden sich beispielsweise in Sojaprodukten, Leinsamen, Kürbis(kernen), Sonnenblumenkernen, Sesam, Hülsenfrüchten (wie Linsen, Kichererbsen, Erbsen und Bohnen), Rotwein, Bier und Tofu.

Wissenschaftler sind sich bisher uneins, ob Phytoöstrogene einen positiven oder negativen Effekt auf unser Hormonsystem haben. Es scheint so zu sein, dass die Stoffe die Regulation der Hormone fördern können, weil sie bei einem Zuviel an körpereigenem Östrogen die Rezeptoren besetzen, sodass weniger körpereigenes Östrogen andocken kann. Bei einem Mangel an Östrogen scheinen die Phytoöstrogene ebenfalls freie Rezeptoren besetzen zu können, sodass zumindest eine leicht östrogene Wirkung erzielt wird. Das kann unter Umständen zu einer Symptomlinderung führen. Einige wissenschaftliche Untersuchungen bestätigen genau das, nämlich eine hormonregulative Wirkung und sogar eine schützende Wirkung vor der Entstehung von Uterusmyomen.

Auf der anderen Seite gibt es Stimmen, die behaupten, dass durch einen übermäßigen Konsum von Phytoöstrogenen eine Östrogendominanz (ein Zuviel an Östrogen im Verhältnis zum Progesteron) gefördert werden kann und so Östrogenüberschuss-Krankheiten, wozu auch Myome zählen, sogar ausgelöst werden könnten.

Die unterschiedlichen Ergebnisse zeigen meiner Meinung nach, dass es auf viele verschiedene Faktoren und individuelle Gegebenheiten ankommt, wie das Phytoöstrogen tatsächlich in unserem Körper wirkt. Sicher spielen die generelle hormonelle Lage, der Stoffwechsel und der individuelle Hormonabbau eine Rolle.

Da bisher nicht sicher geklärt ist, wie sich Phytoöstrogene auf das Myomwachstum auswirken, raten ich Ihnen, Lebensmittel mit einem hohen Gehalt an Phytoöstrogenen im normalen Maße, aber nicht gezielt übermäßig zu konsumieren.

Lifestyle und Stressmanagement

Die Basis für unsere Gesundheit bilden neben der Ernährung auch ein gesundheitsfördernder Lebensstil und ein gutes Stressmanagement.

Dazu gehört beispielsweise:

- gründliches Kauen der Nahrung
- ausreichender und erholsamer Schlaf (7–9 Stunden pro Nacht)
- eine gute Resilienz und regelmäßige Entspannungsphasen
- tägliche Bewegung (wie 30 Minuten Spazierengehen, Radfahren oder Yoga) sowie 2–3-mal pro Woche ein gezieltes Training
- ein gutes Stressmanagement, das Sie durch Achtsamkeitsübungen, Progressive Muskelentspannung, Atemübungen, das Notieren von Gedanken und Gefühlen (Journaling) oder Mentaltraining unterstützen können

Besonders das Stressmanagement ist enorm wichtig, denn chronischer Stress kann erhebliche Auswirkungen auf unsere Gesundheit haben. Kurzzeitig ist unser Körper gut in der Lage, Stresssituationen zu bewältigen, und hält zahlreiche Mechanismen bereit, um ihn trotz äußerer Einflüsse in Balance zu halten. Sind wir jedoch langfristig vielen Stressfaktoren ausgesetzt, werden diese Mechanismen oft überlastet. Besonders das Nervensystem sowie das Immun-, Herz-Kreislauf- und das Hormonsystem können darunter leiden.

Da Cortisol, unser sogenanntes »Stresshormon« in enger Verbindung mit den Sexualhormonen steht, führt chronischer Stress häufig zu einem hormonellen Ungleichgewicht. Das kann wiederum das Wachstum eines bereits bestehenden Myoms fördern oder sogar ein Risikofaktor für die Entstehung eines Myoms sein. Zusätzlich kann chronischer Stress Entzündungsprozesse im ganzen Körper verstärken und so ebenfalls das Wachstum von Myomen begünstigen.

Wenn Sie unter chronischer Erschöpfung, extremer Reizbarkeit, anhaltender Müdigkeit, Schlafstörungen oder Heißhunger auf Salziges oder Süßes (besonders nach Stresssituationen) leiden oder Symptome wie Gewichtszunahme, Schwindel, Zittern oder Schwäche feststellen, sollten Sie sie zunächst medizinisch abklären und gegebenenfalls behandeln lassen. Diese Symptome sind Warnsignale dafür, dass möglicherweise noch andere Systeme in Ihrem Körper nicht optimal funktionieren.

Die Sexualhormone haben für uns in der Behandlungsreihenfolge nicht die oberste Priorität, weil andere Systeme, wie etwa die Schilddrüse oder die Nebennieren, lebenswichtig sind und daher Vorrang haben. Wenn man nun mehrere »Baustellen« hat, muss priorisiert werden, welche zuerst behandelt werden sollen. Chronischer Stress und seine Auswirkungen stehen hierbei weit oben auf der Prioritätenliste und sollten daher möglichst noch vor der gezielten Behandlung der Sexualhormone reguliert werden.

Schadstoffbelastung

Tagtäglich kommen wir mit Umweltgiften in Kontakt, zum Beispiel durch das Trinkwasser, Lebensmittel, PET-Wasserflaschen oder durch Kosmetik, Hygieneartikel und Reinigungsmittel. Diese alltäglichen Schadstoffquellen kann man gar nicht ganz meiden. Inzwischen sind die Auswirkungen solcher Schadstoffe auf unseren Körper bekannt und wir wissen, dass sie erheblich sein können. Deshalb ist es ratsam, zumindest zu versuchen, solche Schadstoffquellen in unserer Umgebung aufzuspüren und das zu eliminieren, was möglich ist.

Gehen wir einmal die größten Schadstoffquellen durch und schauen, was an diesen Stoffen problematisch ist – auch im Bezug auf die Entstehung von Myomen.

Plastik und Verpackungen

Nicht nur, dass Plastik und Plastikverpackungen maßgeblich zur Umweltverschmutzung beitragen, sie enthalten teilweise auch BPA und Phthalate (Weichmacher), die östrogenähnlich wirken können und eine Östrogendominanz fördern können. Ein sehr intensiver Kontakt mit sogenannten Xenoöstrogenen (künstliche, körperfremde Substanzen mit östrogenartiger Wirkung) gilt als Risikofaktor für Myome, Hormonstörungen und Unfruchtbarkeit. Zudem kann sich Mikroplastik im Körper anreichern und so Entzündungen fördern.

Das können Sie tun:

- Flaschen aus Glas statt aus Plastik verwenden
- Edelstahl- und Glasbehälter für Lebensmittel nutzen (und vor allem keine Lebensmittel in Kunststoffbehältern aufwärmen)
- Kassenzettel meiden (die Beschichtung enthält oft ebenfalls Weichmacher)

Kosmetik und Körperpflegeprodukte

Wenn wir uns den Inhaltsstoffen unserer Lieblingspflegeprodukte oder Kosmetika widmen, erwarten uns manchmal ganz böse Überraschungen. Denn auch hier verstecken sich Xenoöstrogene, die unser sensibles Hormonsystem durcheinanderbringen und so auch das Myomwachstum fördern können.

Obwohl mittlerweile bekannt ist, dass Aluminiumverbindungen, die beispielsweise in Deos eingesetzt werden, gesundheitliche Risiken bergen, sind sie immer noch zuhauf in der Drogerie zu finden. Aluminium kann durch die Haut eindringen, besonders bei Mikroverletzungen wie nach der Rasur. Das Metall kann sich dann im Gewebe, in den Lymphknoten sowie in den Organen ansammeln und dort die Entstehung von Entzündungen begünstigen. Außerdem gehört es zu den sogenannten »endokrinen Disruptoren«, also zu Stoffen, die das Hormonsystem beeinflussen können. Auch hier werden östrogenähnliche Effekte beobachtet, die das Wachstum von hormonabhängigen Geweben, wie bei Myomen oder Endometriose, begünstigen. Sogar ein Zusammenhang mit Brustkrebs, Erkrankungen des Nervensystems und Alzheimer wird vermutet.

Neben Aluminium sind auch viele weitere Stoffe in Kosmetika und Pflegeprodukten versteckt, die unserer Gesundheit schaden können.

Das können Sie tun: Nutzen Sie die kostenlosen Apps »Codecheck« und »Toxfox«. Damit können Sie den Barcode Ihrer Produkte (Shampoo, Kosmetika, Waschmittel, Weichspüler usw.) scannen. Die Programme zeigen Ihnen an, welche Inhaltstoffe enthalten sind, ob diese problematisch sind und wenn ja, warum.

Pestizide und Lebensmittelzusatzstoffe

Über das Thema Ernährung haben wir schon ausführlicher gesprochen (Seite 82), aber auch hier sei noch einmal erwähnt, dass konventionell angebautes Obst und Gemüse, industriell verarbeitete Lebensmittel, Fleisch und Milchprodukte aus Massentierhaltung, Softdrinks und Süßigkeiten ebenfalls Stoffe enthalten können, die unser Hormonsystem stören.

Mein Tipp

Produkte, die auch nur einen einzigen hormonell wirksamen Stoff enthalten, haben in unserem Badezimmer nichts zu suchen. Gerade wenn Sie die Mittel täglich oder mehrmals wöchentlich nutzen, ist die Gefahr, das Hormonsystem zu stören, zu groß. Dadurch könnte auch das Myomwachstum gefördert werden. Wählen Sie stattdessen Naturkosmetik ohne Parabene, Phthalate und Aluminium.

Pestizide und Herbizide, zum Beispiel Glyphosat, stehen im Verdacht, hormonelle Prozesse zu beeinflussen und Entzündungen zu fördern. Zudem kann sich der Einsatz von Wachstumshormonen und Antibiotika in der Massentierhaltung negativ auswirken.

Das können Sie tun:

- Bevorzugen Sie Bio-Lebensmittel (weniger Pestizide und Schadstoffe).
- Meiden Sie tierische Lebensmittel aus Massentierhaltung.
- Wählen Sie unverarbeitete, natürliche und saisonale Lebensmittel.
- Waschen Sie Gemüse und Obst gut und schälen Sie es gegebenenfalls.

Komplementäre Myombehandlung

Neben der symptomorientierten gibt es auch die ursachenorientierte Behandlung. Dafür werden Heilpflanzen genutzt, aber auch der Lebensstil spielt eine Rolle.

Die Methoden, die ich Ihnen auf den folgenden Seiten vorstelle, sind als Ergänzung zur klassischen Medizin zu sehen. Wenn Sie unter Myomen leiden, sollten Sie stets mit Ihrer Ärztin abwägen, ob ein schulmedizinischer Eingriff erforderlich ist oder ob zunächst abgewartet werden kann. Das hängt von der Größe und Lage des Myoms sowie der Intensität der Symptome ab.

Naturheilkundliche Mittel können gut neben einer schulmedizinischen Behandlung eingesetzt werden oder, sofern diese noch nicht notwendig ist, auch unabhängig davon angewendet werden. Die ganzheitliche Medizin hält viele Methoden und Mitteln bereit, mit denen sich Ursachen, Auslöser und Symptome von Myomen bekämpfen lassen.

Vielleicht kennen Sie den Satz »Gegen jedes Leid ist ein Kraut gewachsen« – ob er von Sebastian Kneipp, Paracelsus oder Hildegard von Bingen stammt, scheint nicht ganz klar zu sein. Und ganz so einfach ist es leider auch nicht. Mittlerweile, viel weiter in der Forschung als damals, weiß man, dass Pflanzen und ihre Inhaltsstoffe durchaus Bezugspunkte zu Krankheiten und Symptomen haben. Man weiß aber auch, dass es nicht »die eine Pflanze« für eine bestimmte Krankheit gibt, sondern dass zu einer ganzheitlichen Behandlung meist verschiedene Komponenten zusammengefügt werden müssen. Eine ganzheitliche Behandlung ruht auf drei Grundpfeilern.

Drei Grundpfeiler:

- Suche nach Ursachen und Auslösern und, wenn möglich, deren Meidung
- Basistherapie (Seite 80)
- komplementäre Behandlung mit naturheilkundlichen Methoden (u. a. orthomolekulare Medizin, also Nährstofftherapie, Pflanzenheilkunde, manuelle Verfahren wie Osteopathie sowie ggf. Homöopathie, Spagyrik und andere energetische Methoden) in Kombination mit der klassischen Medizin

Ursachenforschung

Im ersten Teil dieses Buches haben wir schon die Hauptursachen, die mit dem Myomwachstum in Verbindung gebracht werden, kennengelernt. Neben der Genetik findet man viele Faktoren, die Risikofaktoren oder Auslöser für Myome darstellen, auch im alltäglichen Leben (Seite 13). In der ganzheitlichen Medizin versuchen wir, diese Zusammenhänge aufzuspüren, damit nicht nur das Myom entfernt wird, sondern es auch später nicht erneut zu Myomen oder anderen Krankheiten kommt.

Kleines Beispiel zur Verdeutlichung: An einer Wand im Wohnzimmer ist ein kleiner Fleck sichtbar – eindeutig Feuchtigkeit. Die Hausbesitzer streichen einfach mit weißer Wandfarbe über den Fleck, sodass er nicht mehr zu sehen ist. Problem gelöst? Nein, natürlich nicht. Wir wissen ja, dass die Feuchtigkeit irgendwoher gekommen ist und wir die Ursache dafür finden müssen, um das Problem wirklich zu beseitigen. Andernfalls wird der Fleck wieder durch die Farbe sichtbar und größer werden – und möglicherweise sogar Schimmel entstehen.

Übertragen auf die Gesundheit bedeutet das: Wenn wir nur das Symptom (das Myom) entfernen, ist die eigentliche Ursache noch nicht behoben. Infolgedessen können weitere Myome entstehen oder andere Krankheiten auftreten, die durch die gleichen Auslöser begünstigt werden.

Ungleichgewicht im Hormonhaushalt

Wie im ersten Teil des Buches schon beschrieben wurde, enthalten Myome mehr Hormonrezeptoren als das restliche Gebärmuttergewebe (Seite 15). Es gilt als sicher, dass besonders Östrogen und Progesteron eine entscheidende Rolle beim Wachstum von Myomen spielen. Daher sollten die Sexualhormone von Frauen mit Myomen möglichst bestimmt werden, um ein mögliches Ungleichgewicht zu erkennen. Das können Sie bei einer Heilpraktikerin machen lassen oder möglicherweise auch bei Ihrer Gynäkologin.

Ein Überschuss an Östrogen, seltener auch Progesteron, kann das Myomwachstum begünstigen. Sollte sich das im Befund zeigen, kann, je nach individueller Ausgangslage, gegebenenfalls versucht werden, mit natürlichen Mitteln das Hormongleichgewicht wiederherzustellen. In diesem Kapitel werden Sie noch einige Tipps und Mittel dafür kennenlernen. Bei komplizierteren oder starken Hormonstörungen kann Ihre Therapeutin Ihnen einen Behandlungsplan erstellen.

Endokrine Zusammenhänge

Unser Hormonsystem ist natürlich viel komplexer als »nur« Progesteron und Östrogen. Es ist ein feines Zusammenspiel aus über 100 verschiedenen Hormonen (Botenstoffen), die sich gegenseitig stark beeinflussen und gemeinsam unsere, teils lebenswichtigen Prozesse im Körper steuern. Besonders das Hormondreieck aus Sexualhormonen, Schilddrüse und den Nebennieren ist ein faszinierendes Zusammenspiel, das wir uns in Bezug auf das Myomwachstum genauer anschauen wollen.

Schilddrüsenstörungen sind weit verbreitet und die Folgen können sich im ganzen Körper bemerkbar machen, weil dieses kleine Organ an vielen verschiedenen Körperfunktionen beteiligt ist. Eine Schilddrüsenunterfunktion, egal ob als klassische Hypothyreose oder im Rahmen einer Hashimoto-Erkrankung, kann sich auf verschiedene Weise auf das Wachstum von Myomen auswirken:

- Eine Schilddrüsenunterfunktion führt häufig durch hervorgerufene Zyklusstörungen zu einem Progesteronmangel und so zu einem Überschuss an Östrogen, das wie besprochen oft ein Wachstumsfaktor für Myome darstellt.
- Die Schilddrüsenhormone T_3 und T_4 steuern den Zellstoffwechsel und beeinflussen, wie Gewebe sich erneuert und wächst.
- Bei einer Schilddrüsenunterfunktion arbeitet der Stoffwechsel langsamer, was die Entgiftung der Leber schwächt und auch den Abbau von Sexualhormonen, insbesondere Östrogen, beeinträchtigt. Auf diesem Wege sammelt sich weiter Östrogen an.
- Eine Schilddrüsenstörung kann eine Insulinresistenz und chronische, niedriggradige Entzündungen hervorrufen, die ebenfalls das Myomwachstum fördern können.

Genauso wie die Schilddrüse kann auch eine Störung der Nebennieren Myome beeinflussen. Die Nebennieren sind kleine, hormonproduzierende Drüsen, die verschiedene Neurotransmitter und Hormone ausschütten.

Chronischer Stress kann die Nebennieren stark belasten, sodass entweder zu viel oder zu wenig Cortisol – unser »Stresshormon« – produziert wird. Das kann wiederum zu einem Progesteronmangel, einem Östrogenüberschuss sowie zu Entzündungen und einer beeinträchtigten Leberfunktion führen.

Andere Ursachen und Auslöser

Nicht nur die anderen Hormonsysteme, sondern auch Faktoren wie Darmgesundheit, Schadstoffbelastung und psychosomatische Komponenten können die Sexualhormone und das Myomwachstum beeinflussen.

Beispielsweise kann ein stark ausgeprägtes Östrobolom zu einem Östrogenüberschuss führen. Unter Östrobolom versteht man die Gesamtheit der Darmbakterien und deren Enzyme, die Östrogen, das über den Darm ausgeschieden werden soll, wieder aktivieren können, sodass es zurück in den Körper gelangt. Das kann Auswirkungen auf den Gesamtöstrogenspiegel und das hormonelle Gleichgewicht haben. Besonders wenn Sie unter Verdauungsbeschwerden wie unregelmäßigem Stuhlgang, Blähungen, Blähbauch oder Durchfall leiden, lohnt sich eine umfassende Diagnostik, denn der Darm ist der Dreh- und Angelpunkt unserer Gesundheit.

Auf die Auswirkungen von Schadstoffen und hormonell wirksamen Substanzen in der Umwelt bin ich bereits im Kapitel »Schadstoffbelastung« (Seite 88) genauer eingegangen. Der Vollständigkeit halber möchte ich das hier noch einmal als potenziellen Auslöser für Myome erwähnen.

Des Weiteren gibt es Ansätze, die allerdings nicht evidenzbasiert sind, bei denen psychosomatische Zusammenhänge in Betracht gezogen werden. Nach diesen Theorien könnten Myome als körperliche Manifestationen von emotionalen Blockaden und unterdrückten Gefühlen entstehen. So wird manchmal angenommen, dass Myome das Ergebnis aufgestauter Emotionen wie Frustration, Trauer oder unerfüllter Wünsche sind. Ein häufig genannter Gedanke ist, dass Myome bei Frauen mit unerfülltem Kinderwunsch entstehen könnten, sodass sich anstelle eines Embryos ein Myom in der Gebärmutter bildet. Neben dem Kinderwunsch könnte ein Myom aber auch die Manifestation eines ungelösten inneren Konflikts oder eines anderen Lebenstraums sein, der nicht verwirklicht wurde.

Es ist wichtig zu betonen, dass diese psychosomatischen Theorien nicht durch wissenschaftliche Studien bestätigt sind und daher nicht als alleinige Ursache für die Entstehung von Myomen betrachtet werden sollten.

Wichtig

Bei der ganzheitlichen Betrachtung und Behandlung von Myomen sollten nicht nur die Sexualhormone, sondern auch andere Hormonsysteme – insbesondere die Schilddrüse und die Nebennieren – mit einbezogen werden.

Ganzheitliche Myombehandlung

Zu der ganzheitlichen Behandlung einer Krankheit gehören in der Regel zwei Komponenten:

1. Die ursachenorientierte Behandlung zielt darauf ab, die Herkunft der Beschwerden und mögliche Auslöser zu identifizieren. Dann wird versucht, den Körper möglichst wieder so in Balance zu bringen, dass die Krankheit zurückgeht bzw. sich nicht weiterentwickelt.
2. Die symptomatische Behandlung läuft oft neben der ursachenorientierten Behandlung, um das Leid der Patientinnen möglichst schnell zu lindern. Eine symptomatische Therapie ist ein wichtiger Baustein, reicht aber oft allein nicht aus, wie ich im Kapitel »Ursachenforschung« (Seite 91) erklärt habe. In der Myomtherapie zielen symptomatische Methoden darauf ab, entspannend zu wirken und Blutungen sowie Schmerzen zu stillen.

Auf den folgenden Seiten möchte ich Ihnen bewährte Mittel aus der Naturheilkunde vorstellen, die teils ursachenorientiert und teils symptomatisch wirken.

Zyklisch leben

Wir Frauen sind grundsätzlich zyklische Wesen. Den Großteil unseres Lebens durchlaufen wir Monat für Monat ein Auf und Ab der Hormone. Unser Körper verändert sich ständig und häufig spüren wir, dass beispielsweise unser Energielevel, die Konzentration, Motivation oder Kreativität je nach Zyklusphase anders ist.

Manchmal werden die Zyklusphasen mit den Jahreszeiten verglichen, wobei hier natürlich anzumerken ist, dass wir alle individuell sind und dieser Vergleich nicht für alle passt. Dennoch ist es für viele Frauen eine Orientierung, um ein Bewusstsein für den eigenen Zyklus zu entwickeln.

Frühling: Die erste Zyklusphase beginnt nach der Periode und wird mit dem Frühling verglichen. In der Regel sind Frauen hier kontaktfreudiger, erwachen aus dem »Winterschlaf« und schmieden neue Pläne. Frühlingsgefühle erwachen und viele begegnen dem Leben mit mehr Leichtigkeit.

Sommer: Um den Eisprung herum ist die Sommerzeit. Evolutionsbedingt steigt hier die Libido (die Lust auf Geschlechtsverkehr), weil wir nur in dieser Zeit fruchtbar sind. Viele Frauen fühlen sich durch den Anstieg der Hormone motivationsgeladen, möchten Spaß haben, feiern gerne und sind produktiv.

Herbst: Die dritte Zyklusphase ist der Herbst, der durch den Anstieg von Progesteron und den Abfall der anderen Hormone gekennzeichnet ist. Sie ist die Übergangszeit zum Winter, es wird gemütlicher, viele Frauen ziehen sich gern mal zurück und fahren runter. Das kreative Schaffen gelingt oft in dieser Phase besonders gut, und die Achtsamkeit mit sich selbst und der Umwelt steht im Fokus.

Winter: Die Zeit der Periode ist die Zeit der Ruhe. Viele Frauen wünschen sich Entspannung und benötigen mehr Schlaf und Ruhe. Bei vielen findet ein Loslassprozess statt. Tanken Sie Kraft für den nächsten Zyklus!

Vielleicht finden Sie sich in den Beschreibungen wieder, vielleicht aber auch gar nicht. In jedem Fall ist es sinnvoll, in den verschiedenen Zyklusphasen in sich hineinzuspüren und sich zu fragen: »Was möchte ich heute eigentlich wirklich?« Manche Situationen kann man nicht planen, und sie nehmen auch keine Rücksicht auf unseren Zyklus. Andere hingegen können Sie ganz gezielt an die Zyklusphasen anpassen.

Ich erläutere das mal an ein paar praktischen Beispielen: Die nächste Zahnwurzelbehandlung (sofern sie kein Notfall ist) sollte vielleicht eher in der ersten Zyklusphase oder zur Eisprungzeit geplant werden, denn dann stecken die meisten Frauen operative Eingriffe deutlich bes-

Die Zyklusphasen lassen sich mit den Jahreszeiten vergleichen.

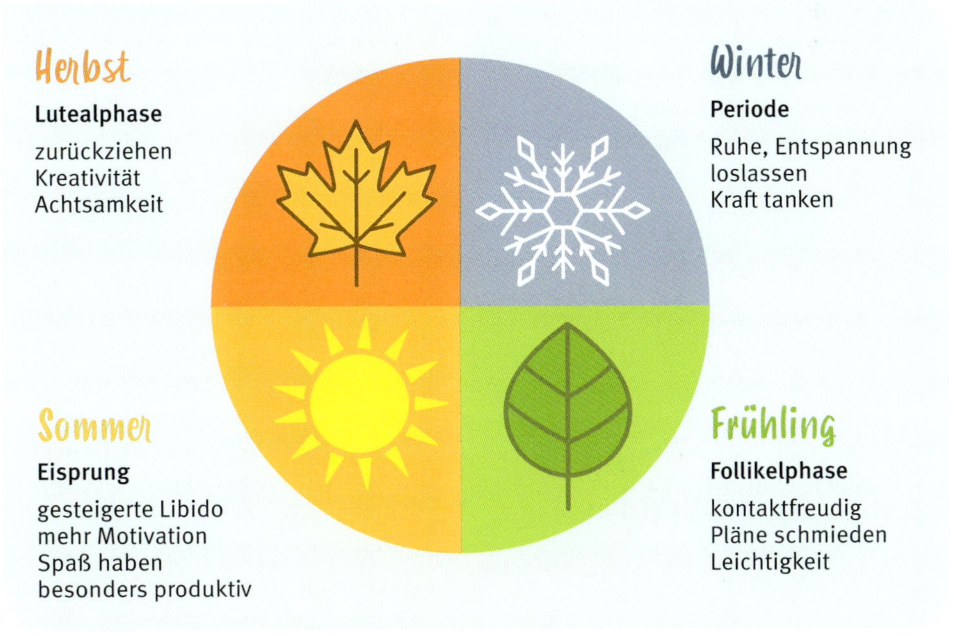

ser weg als zur Periodenzeit, wo eigentlich Kraft getankt werden sollte. Ein gemütliches Wellnesswochenende passt in der zweiten Zyklusphase, im Herbst, besonders gut. Eine große Geburtstagsfeier hingegen eventuell eher in den Sommer, zur Eisprungzeit.

Achtsam zu sein und sich als zyklisches Wesen zu verstehen, hat das Ziel, die körperlichen und emotionalen Bedürfnisse in den jeweiligen Phasen optimal zu befriedigen. Das kann zu Ausgeglichenheit, Wohlbefinden und einer besseren Hormongesundheit beitragen.

Zur Unterstützung der jeweiligen Zyklusphasen möchte ich Ihnen zwei Massageölmischungen zeigen, die einmal auf den zyklischen Frühling und einmal auf den Herbst abgestimmt sind. Wichtig ist, dass die ätherischen Öle hohe Qualität haben und naturrein sind (Bezugsquellen finden Sie in unseren Empfehlungen, Seite 116).

Nehmen Sie für jede Mischung etwa 30 ml Trägeröl, beispielsweise Jojobaöl oder Kokosöl, und geben Sie die folgenden ätherischen Öle hinzu.

Massageöl »Frühling«: (ab dem Ende der Menstruation bis zum Eisprung)
- 4 Tropfen Muskatellersalbeiöl (zyklusausgleichend, stimmungsaufhellend)
- 2 Tropfen Zitronenöl (belebend, fördert den Lymphfluss)
- 3 Tropfen Zypressenöl (lymphfördernd, entstaut die Gebärmutter)

Massageöl »Herbst«: (ab dem Eisprung bis zum Anfang der Blutung):
- 4 Tropfen Lavendelöl (entspannend, lindert Krämpfe)
- 3 Tropfen Ylang-Ylang (stimmungsaufhellend, hormonell ausgleichend)
- 3 Tropfen Majoranöl (löst Verspannungen, lindert Schmerzen)
- 2 Tropfen Zypressenöl (gegen Wassereinlagerungen, entstauend)

Für eine gezielt krampflösende Wirkung während der Periode habe ich Ihnen noch eine weitere Massageölmischung zusammengestellt (Seite 105).

Menstruationshygiene bei Myomen

In der ganzheitlichen Medizin gehen wir davon aus, dass auch die Menstruationshygiene Einfluss auf die Entstehung und das Wachstum von Myomen haben kann. Zum einen können Schadstoffe, die möglicherweise in den Produkten enthalten sind, eine Rolle spielen, und zum anderen kann ein gehemmter Blutfluss Auswirkungen haben. In der Traditionellen Chinesischen Medizin (TCM) nimmt man beispielsweise an, dass Myome durch eine »Blutstagnation« begünstigt werden können.

Menstruationshygieneartikel wie Tampons hemmen den Blutfluss und können zu einem Rückstau in Richtung Gebärmutter führen. Das kann Periodenschmerzen und Krämpfe fördern. Manche vermuten, dass dieser Blutrückstau die Gewebebildung von Myomen unterstützt. Daher wird empfohlen, auf Menstruationshygieneartikel zu setzen, die den Blutfluss nicht hemmen, beispielsweise Binden oder Periodenunterwäsche. Menstruationstassen stauen zwar etwas weniger als Tampons, hemmen den Blutfluss aber mehr als Binden und Periodenunterwäsche.

In Tampons und Binden können zahlreiche Giftstoffe und Schwermetalle enthalten sein, die nicht zwingend auf der Verpackung deklariert werden müssen. Zwar überschreiten sie meist nicht die zulässigen Schadstoffgrenzwerte, doch wenn sich viele Faktoren summieren, können selbst kleine Mengen langfristig möglicherweise Auswirkungen haben. Auch wenn die Verwendung konventioneller Tampons offiziell als sicher gilt, empfehle ich dennoch, auf Bio-Tampons zurückzugreifen – sofern Tampons überhaupt notwendig sind und Periodenunterwäsche für Sie nicht in Betracht kommt.

Die Kraft der Pflanzen in der Myomtherapie

Es gibt einige Pflanzen, die traditionell in der Behandlung von Myomen eingesetzt werden, teilweise, um die Hormone zu regulieren oder antientzündlich zu arbeiten, teilweise, um Blutungen zu lindern oder Schmerzen zu stillen. Leider gibt es nicht viele aussagekräftige Studien zur Pflanzenheilkunde in der Behandlung von Myomen, meist konzentrieren sie sich auf die Größe des Myoms und weniger auf die Symptome. Dabei können erfahrungsgemäß Symptome mit der Kraft ausgewählter Pflanzen deutlich gelindert werden. Bezugshinweise finden Sie in unseren Empfehlungen (Seite 116).

Berberitze

Das in der Berberitze vorkommende Berberin wird für seine entzündungshemmenden, antimikrobiellen und antioxidativen Eigenschaften sowie für seine blutzucker- und LDL-Cholesterin-senkende Wirkung geschätzt. Es soll die Leber bei der Entgiftung unterstützen, den Östrogenabbau fördern und möglicherweise eine antiproliferative Wirkung haben, das bedeutet, dass Zellwachstum und Zellteilung gehemmt werden. Daher wird die Pflanze traditionell bei Myomen und anderen »Stauungen« im Unterleib eingesetzt.

Berberin ist in Kapselform erhältlich, wobei maximal 500 mg Berberin pro Tag eingenommen werden sollten. Berberin darf während der Schwangerschaft und Stillzeit nicht angewendet werden. Ebenso ist Vorsicht geboten bei Vorerkrankungen wie Hypotonie, Diabetes, Lebererkrankungen sowie bei der Einnahme bestimmter Medikamente. Besprechen Sie das am besten mit Ihrer Ärztin oder Ihrer Heilpraktikerin.

Aus der anthroposophischen Medizin stammt das homöopathische Komplexmittel »Berberis/Uterus comp.«, das in Form von Globuli oder Injektion verabreicht werden kann. Gemäß der anthroposophischen Menschen- und Naturkenntnis soll es die Gestaltungsprozesse im Unterleib harmonisieren, beispielsweise bei Myomen. Wenn eine erfahrene Medizinerin zur Verfügung steht, empfiehlt sich die subkutane Injektion (unter die Haut) in der Unterleibsregion. Alternativ können einmal täglich 5–10 Globuli eingenommen werden. Die Dauer der Behandlung richtet sich nach dem Krankheitsverlauf und sollte individuell mit Ihrer Ärztin abgestimmt werden.

Mistel

Eine recht ähnliche Wirkung wie die Berberitze hat die Mistel. Sie wird in der modernen Naturheilkunde unterstützend bei Krebserkrankungen eingesetzt und gilt auch als Fruchtbarkeitspflanze. So wie auch dem Berberin sagt man ihr östrogenabbauende, entzündungshemmende und antiproliferative Wirkungen nach. All diese Funktionen können bei Myomen hilfreich sein. Zudem soll die Mistel auch positive Wirkungen auf das Nervensystem und die Psyche haben, sodass sie bei Stress regulierend wirkt. Ihren traditionellen Ruf als Fruchtbarkeitspflanze verdankt die Mistel der Tatsache, dass sie immergrün ist und auch im Winter Früchte trägt.

Heutzutage wird die Mistelbehandlung bei rezidivierenden, bösartigen Krebserkrankungen und inoperablen Tumoren sogar teilweise von den Krankenkassen erstattet. Bei Myomen und Endometriose gibt es zwar erste positive Studienergebnisse, die aber (noch) nicht in so zahlreicher Form vorliegen, dass auch hier eine offizielle medizinische Indikation möglich wäre. Dennoch arbeiten viele Naturmediziner besonders bei diesen Erkrankungen mit der Mistel.

Mistel kann in Tropfenform, als Tee oder auch als Injektion angewendet werden. Die Injektionskuren sind relativ teuer und sollten nur von erfahrenen Misteltherapeutinnen begleitet werden.

Das bei der Berberitze genannte Mittel »Berberis/Uterus Comp.« (Seite 97) enthält auch Mistel in homöopathischer Form. Es gibt alternativ auch reine Misteltropfen. Die Dosierung beträgt 2–3 × 1 ml täglich. Achten Sie hier unbedingt auch auf die Wechselwirkungen und Kontraindikationen. In der Schwangerschaft und Stillzeit sollten keine Mistelpräparate eingenommen werden. Auch bei Autoimmunerkrankungen, Bluthochdruck und anderen chronischen Erkrankungen ist Vorsicht geboten. Eine Einnahme sollten Sie mit Ihrer Ärztin besprechen.

Es gibt auch Mistelkraut-Tee. Davon sollten Sie 2–3 Tassen am Tag trinken. Die oben genannten Kontraindikationen sollten Sie ebenfalls beachten. Als Alternative zum reinen Mistelkraut-Tee können Sie sich eine Teemischung zubereiten.

Teemischung bei Myomen (100 g):
- 40 g Mistelkraut (bei Wucherungen)
- 20 g Frauenmantelkraut (hormonregulierend)
- 15 g Liebstöckelkraut (ausleitend)
- 15 g Schafgarbenkraut (blutungsstillend und hormonregulierend)
- 10 g Berberitzenwurzelrinde (hormonregulierend und entzündungshemmend)

Standarddosierung: 2 TL auf 250 ml heißes Wasser, 2–3 Tassen pro Tag

Indol-3-Carbinol

Indol-3-Carbinol (I3C) ist ein sekundärer Pflanzenstoff, der vor allem in Kreuzblütler-Gemüse wie Brokkoli, Kohl, Rosenkohl und Blumenkohl vorkommt. Besonders interessant ist der Einfluss auf das Östrogen, denn I3C unterstützt dessen effektiven Abbau und lenkt die Metabolisierung in eine für den Körper günstigere Richtung. Kurz erklärt: Östrogen kann in verschiedene Metaboliten (Abbauprodukte) umgewandelt werden, von denen einige eher schädliche und andere eher positive Wirkungen auf die Gesundheit haben. I3C fördert die Umwandlung des schädlichen 16a-Hydroxyestrons (das das Wachstum von Myomen begünstigt) in das gute 2-Hydroxyestron. Dadurch kann es indirekt das Myomwachstum hemmen. Darüber hinaus besitzt es antiproliferative, entzündungshemmende und antioxidative Eigenschaften.

Vielleicht haben Sie auch schon von Diindolylmethan (DIM) gehört. Dieser Stoff ist eine direkte, aktive Form von I3C und unterstützt den Östrogenabbau sogar noch effektiver. Der Körper kann aus I3C selbst DIM herstellen, allerdings ist dieser Prozess von der Magensäure abhängig und kann individuell variieren. Daher kann es sinnvoll sein, I3C und DIM gemeinsam einzunehmen. Die Zulassung von DIM hat sich jedoch geändert, sodass viele DIM-Produkte vom Markt genommen wurden.

Die übliche Tagesdosis von DIM beträgt 150–300 mg. Sie können auch eine Kombination aus 150 mg DIM plus 200–500 mg Indol-3-Carbinol einnehmen. Diese Produkte sind in Kapselform erhältlich und sollten nicht in der Schwangerschaft, Stillzeit, bei der Einnahme von Hormonpräparaten oder hormonellen Verhütungsmitteln sowie bei Schilddrüsenproblemen oder einer Magenschleimhautentzündung angewendet werden. Bei anderen Erkrankungen oder der Einnahme von Medikamenten sollten Sie Rücksprache mit Ihrer Ärztin halten.

Grünteeextrakt, EGCG

Auch Grünteeextrakt, insbesondere der enthaltene Wirkstoff Epigallocatechingallat (EGCG), hat sich als natürliche Unterstützung bei Myomen bewährt. Erste

Studienergebnisse zeigen sowohl eine Linderung myombedingter Beschwerden als auch teilweise einen Rückgang des Myomwachstums. Das wird auf verschiedene Wirkmechanismen von EGCG zurückgeführt, darunter die Hemmung der Blutgefäßbildung und Zellteilung, die entzündungshemmende Wirkung, die Förderung des programmierten Zelltods (Apoptose) sowie die östrogenabbauende Wirkung.

Studien weisen teilweise auf einen signifikanten Rückgang des Myomvolumens oder einen Stillstand des Wachstums hin, während in den Placebogruppen eine Zunahme des Myomvolumens beobachtet wurde. Auch ich konnte bei einigen Patientinnen mit Myomen durch die Einnahme von EGCG eine deutliche Symptomlinderung feststellen.

Grünteeextrakt sollte in folgenden Fällen nicht eingenommen werden: in der Schwangerschaft und Stillzeit, bei Eisenmangel und Anämie, Lebererkrankungen, Fettleber, erhöhten Leberwerten, Einnahme von Blutverdünnern und Magenproblemen.

Generell sollten Sie nicht mehr als 800 mg EGCG pro Tag einnehmen, weil hohe Dosen mit Leberschäden in Verbindung gebracht wurden. Bei der Einnahme von Grünteeextrakt sollte Sie unbedingt auf hochwertige Qualität achten: frei von unnötigen Zusatzstoffen, schadstoffgeprüft und mit nur geringen Spuren von Koffein. Ein Beispiel für ein solches Produkt ist der Grünteekomplex Tigovit. Die empfohlene Tagesdosis von drei Kapseln enthält 510 mg EGCG, was etwa 12 Tassen grünem Tee entspricht. Zur Verbesserung der Aufnahme und der Wirkung sind Schwarzpfeffer-Extrakt und Vitamin C enthalten. Wer andere Medikamente einnimmt, sollte mögliche Wechselwirkungen unbedingt vorher abklären.

Blutungsstillende Naturheilmittel

Während die oben genannten Pflanzenstoffe neben der symptomatischen Linderung der Beschwerden vorrangig darauf abzielen, die Ursachen des Myomwachstums zu beeinflussen, dienen die folgenden Mittel primär der Linderung von Schmerzen, der Blutungsstärke und weiteren Symptomen. Bezugsquellen für die genannten Heilpflanzen finden Sie in unseren Empfehlungen (Seite 116).

Hirtentäschelkraut

Hirtentäschelkraut (Capsella bursa-pastoris) ist eine bewährte Heilpflanze, die vor allem für ihre blutstillenden und uterusregulierenden Eigenschaften geschätzt wird. Da die Pflanze die Blutgefäße zusammenzieht und die Blutgerinnung unterstützt, wird sie traditionell bei starken Periodenblutungen eingesetzt.

Weil Myome häufig mit starken, langanhaltenden Blutungen oder auch Zwischenblutungen einhergehen, hat sich in diesen Fällen der Einsatz von Hirtentäschelkraut ebenfalls bewährt. In seltenen Fällen wurde bei der Einnahme jedoch ein gegenteiliger Effekt beobachtet – also eine verstärkte Blutung. Wenn das geschieht, sollten Sie das Mittel absetzen und eine andere Behandlung in Betracht ziehen. Hirtentäschelkraut kann beispielsweise als Tee, Tinktur oder in Tablettenform eingenommen werden.

Anwendung als Tee: Der Tee ist die sanfteste Form und kann in leichten Fällen ausprobiert werden. Um eine Wirkung zu erzielen, sollten Sie 2–3 × täglich 1 Tasse trinken. Dafür überbrühen Sie 1–2 Teelöffeln Kraut mit 250 ml heißem Wasser. Wenden Sie den Tee über mehrere Zyklen an.

Anwendung als Tropfen oder Tinktur: Weil ein alkoholischer Pflanzenauszug meist mehr Wirkstoffe enthält als ein wässriger (Tee), ist eine Pflanzentinktur auf alkoholischer Basis oft auch wirkungsvoller. In der Regel werden 2–3 × täglich 10–20 Tropfen empfohlen. Die genaue Dosierung kann jedoch je nach Hersteller und Konzentration variieren. Es ist möglich, die Dosis während des Zyklus niedriger zu halten, beispielsweise mit 2 × täglich 10 Tropfen. Kurz vor und während der Periode oder bei Zwischenblutungen kann die Einnahme auf 3 × täglich 20 Tropfen erhöht werden.

Kombination Hirtentäschel mit Mistel: Falls für Sie sowohl die oben genannte Mistelkrauttinktur als auch das Hirtentäschelkraut passend erscheinen, können Sie Tropfen aus beiden Pflanzen (oder weiteren) kombinieren.

Hirtentäschel-Tabletten: Wenn Sie statt Tropfen oder Tee Tabletten bevorzugen, können Sie auf die »Styptysat 400 mg« Tabletten zurückgreifen. Die Standarddosierung beträgt hier 3 × täglich 1 Tablette, ab 3–5 Tage vor der Periode bis zum letzten Tag der Blutung.

Weitere Blutstiller

Neben dem Hirtentäschelkraut gelten noch weitere Heilpflanzen als blutstillend:

- Schafgarbe: soll gefäßstärkend, blutstillend, krampflösend, entzündungshemmend und hormonmodulierend wirken.
- Gänsefingerkraut: soll besonders krampflösend wirken, wird also bei Periodenschmerzen bevorzugt eingesetzt und wirkt zudem blutstillend.
- Schachtelhalmkraut (Zinnkraut): soll blutstillend und wundheilend wirken und ist mineralstoffreich.
- Himbeerblätter: sollen zyklusregulierend, gebärmuttertonisierend und blutstillend wirken.
- Frauenmantel: wird auch »Aller-Frauen-Heil« genannt und traditionell bei vielfältigen Symptomen in der Frauenheilkunde eingesetzt. Frauenmantel soll hormonregulierend, blutstillend, gefäßstärkend, krampflösend und entzündungshemmend wirken.

Aus der Komposition dieser Pflanzen empfehle ich Ihnen die folgende Teemischung, die Sie sich in der Apotheke Ihres Vertrauens mischen lassen oder im Internet bestellen können.

Blutstillende Teemischung (100 g):

- 30 g Hirtentäschelkraut
- 20 g Schafgarbenkraut
- 20 g Gänsefingerkraut
- 10 g Schachtelhalmkraut
- 10 g Himbeerblätter
- 10 g Frauenmantelkraut

Dosierung: 1 EL Teemischung mit 250 ml heißem Wasser aufgießen. 2–3 Tassen pro Tag trinken. Vor und während der Periode anwenden.

Wie immer gilt: Sofern Sie Vorerkrankungen haben oder Medikamente einnehmen, sollten Sie alle Naturheilmittel vor der Einnahme mit Ihrer Ärztin absprechen.

Krampflösende Naturheilmittel

Neben einer starken Blutung gehören Unterleibsschmerzen, insbesondere während der Periode, zu den häufigsten Symptomen von Myomen. Diese können auf verschiedene Weise entstehen. Zum einen kann das Myom, abhängig von seiner Lage und Größe, Druck auf Organe wie die Blase, den Darm oder auf Nerven ausüben. Zudem versucht die Gebärmutter oft, das Myom »auszustoßen«, was zu krampfartigen Schmerzen führen kann. Entzündliche Prozesse, die durch Reizungen des Gewebes rund um das Myom entstehen, können diese Schmerzen zusätzlich verstärken.

Um den Unterleib zu entspannen und Krämpfe zu lösen, gibt es verschiedene Möglichkeiten, die ich Ihnen nun vorstellen möchte.

Gänsefingerkraut

Das Gänsefingerkraut zählt zu den stärksten Krampflösern der Naturheilkunde und wird traditionell bei Menstruationsbeschwerden, Magen-Darm-Krämpfen und Muskelkrämpfen eingesetzt. Es soll zudem leicht blutstillend wirken und die Heilung von Schleimhäuten sowie Entzündungen unterstützen. Auch hier können Sie zwischen der Einnahme als Tee oder als Tinktur wählen.

Anwendung als Tee: Gießen Sie 1 TL getrocknetes Gänsefingerkraut mit 250 ml heißem Wasser auf. Lassen Sie den Tee 10–15 Minuten ziehen. Trinken Sie bei Bedarf 2–3 Tassen vor und während der Periode.

Anwendung als Tinktur: Eine konzentriertere Wirkung erzielen Sie mit der Tinktur. Die Standarddosierung beträgt hier 3 × täglich 20–30 Tropfen vor und während der Periode.

Weitere krampflösende Pflanzen

Neben dem Gänsefingerkraut gelten noch weitere Heilpflanzen als krampflösend. Einige davon haben wir auch schon als Blutungsstiller kennengelernt.

- Schafgarbe (Seite 101)
- Frauenmantel (Seite 101)
- **Kamille**: ist als krampflösende Pflanze für den Magen-Darm-Trakt bekannt, hat aber auch generell eine schmerzlindernde Wirkung und beruhigt die Gebärmutter.
- **Basilikum**: wirkt krampflösend und entzündungshemmend.
- **Melisse**: wirkt krampflösend, beruhigend und wird bei stressbedingten Schmerzen eingesetzt.
- **Majoran**: entspannt die Gebärmutter und wirkt krampflösend.
- **Lavendel**: wirkt entkrampfend und entspannend auf Körper und Geist.
- **Klatschmohnblüten**: sind krampflösend, schmerzstillend, beruhigend und entzündungshemmend.

Aus einigen dieser Pflanzen habe ich Ihnen eine Teemischung zusammengestellt, die Sie sich in Ihrer Apotheke mischen lassen oder im Internet bestellen können.

Teemischung bei Unterleibskrämpfen (100 g):

- 30 g Gänsefingerkraut
- 20 g Frauenmantelkraut
- 20 g Schafgarbenkraut
- 10 g Klatschmohnblüten
- 10 g Kamillenblüten
- 10 g Melissenblätter

Gießen Sie 1 EL Teemischung mit 250 ml heißem Wasser auf. Lassen Sie den Tee 8–10 Minuten ziehen und trinken Sie 2–3 Tassen pro Tag vor und während der Periode.

Wie immer gilt: Wenn Sie Vorerkrankungen haben oder Medikamente einnehmen, sollten Sie alle Naturheilmittel vor Einnahme mit Ihrer Ärztin besprechen.

CBD-Öl

Cannabidiol (CBD) stammt aus der Hanfpflanze, hat aber im Gegensatz zum THC, das ebenfalls im Hanf enthalten ist, keine psychoaktive Wirkung. Sie müssen bei der Einnahme von CBD-Öl also keine Sorge haben, dass es eine berauschende oder bewusstseinsverändernde Wirkung hat.

CBD wirkt über das Endocannabinoide-System und soll eine entzündungshemmende, schmerzlindernde und entspannende Wirkung erzielen. In der Myombehandlung hat sich CBD besonders bei Unterleibskrämpfen bewährt.

Nehmen Sie das Öl nicht ein, wenn Sie schwanger sind oder stillen, eine Lebererkrankung oder eingeschränkte Leberfunktion vorliegt, Sie einen zu niedrigen Blutdruck haben (CBD kann leicht blutdrucksenkend wirken) oder eine Herz-Kreislauf-Erkrankung vorliegt. Bei Autoimmunkrankheiten oder wenn Sie regelmäßig Medikamente einnehmen, sollten Sie die Anwendung mit Ihrer Ärztin absprechen.

Achten Sie beim Kauf eines CBD-Öls unbedingt auf eine gute Qualität. Empfehlenswert bei Krämpfen ist ein 15%- oder 20%-Vollspektrum-Öl.

Dosierung: 10–100 mg CBD pro Tag, oral, pur oder in etwas Wasser gemischt

Berechnung der Dosis:
- 1 Tropfen 15%-CBD-Öl enthält 5 mg CBD.
- 1 Tropfen 20%-CBD-Öl enthält 7 mg CBD.

Ich empfehle, mit einer niedrigen Dosis zu starten und die Einnahme langsam zu steigern, um zu beobachten, welche Dosis eine Wirkung erzielt. Für Dosierungen über 100 mg/Tag sollten Sie eine Therapeutin hinzuziehen.

Gleitgel mit CBD: Bei leichten krampfartigen Schmerzen während des Geschlechtsverkehrs können Sie ein Gleitgel mit CBD ausprobieren (zum Beispiel »Joy CBD Gleitgel«). Durch die muskelentspannende Wirkung des CBDs kann das Gel zu einem angenehmeren Erlebnis beitragen. Schmerzen während des Geschlechtsverkehrs sollten Sie aber in jedem Fall gynäkologisch abklären lassen.

Magnesium

Magnesium spielt eine zentrale Rolle für die Muskelentspannung, Nervenfunktion und Hormonregulation. Weil es besonders für seine krampflösende Wirkung bekannt ist, wird es unterstützend bei Frauen mit Unterleibsschmerzen und Periodenkrämpfen eingesetzt. Zudem soll es auch eine lindernde Wirkung auf Beschwerden vor der Periode (PMS), Schlafprobleme, Stresssymptome und Entzündungen haben.

Magnesium kann oral eingenommen werden oder transdermal lokal aufgetragen werden.

Dosierung von Magnesium-Kapseln: Für die orale Einnahme empfiehlt sich eine Dosis zwischen 200 und 400 mg Magnesium (je nach Bedarf), das bei starken Krämpfen auf bis zu 600 mg, verteilt auf mindestens 2 Dosen, gesteigert werden kann. Weil Magnesium eine leicht abführende Wirkung hat, sollten Sie die Dosierung reduzieren, sobald der Stuhl dünner wird.

Achten Sie unbedingt auf eine gute Qualität und Bioverfügbarkeit des Magnesiumprodukts. Ich empfehle gerne den »Magnesium Komplex 4« mit 250 mg Magnesium pro Kapsel. Für eine individuellere Dosierung eignet sich auch der »Magnesium Komplex Ultra 9« mit 100 mg Magnesium pro Kapsel. Kennzeichnend für diese Komplexe ist die Zusammensetzung aus verschiedenen Magnesiumverbindungen, wodurch möglichst viele Wirkungen des Stoffes erreicht werden.

Magnesium-Gel: Für eine transdermale (über die Haut aufgenommene) Gabe empfiehlt sich besonders Magnesiumchlorid in Gel-Form. Dieses Gel können Sie nach Bedarf mehrmals täglich auf die Unterleibsregion und/oder andere betroffene Körperpartien auftragen. Ich empfehle gerne »Magnesiumgel Woman«, weil es neben dem Magnesium entspannende ätherische Öle enthält, die zusätzlich die krampflösende Wirkung unterstützen.

Vollbad mit Magnesium: Wenn Sie Vollbäder mögen, können Sie auch Magnesiumflakes (zum Beispiel »Magnesiumchlorid Flakes Original Zechstein«) verwenden, um eine entspannende Wirkung zu unterstützen. Geben Sie hierfür 2–5 Tassen (entspricht etwa 400–1000 g Flakes) in das Badewasser und verrühren Sie es, bis die Flakes sich aufgelöst haben. Die optimale Badezeit beträgt 20–30 Minuten.

Ätherische Öle

Ätherische Öle sind hochkonzentrierte Pflanzenextrakte, die wir in der Naturheilkunde nutzen, um Körper und Geist auf vielfältige Weise zu unterstützen. Sie sind die Duftstoffe der Pflanzen, haben aber neben dem Geruch noch viele weitere Wirkungen, denn sie interagieren mit unseren Zellen, Rezeptoren und Botenstoffen wie Hormonen.

So ist bekannt, dass einige ätherische Öle, wie beispielsweise Lavendel und Kamille, eine entspannende Wirkung auf uns haben, während Zitronenöl belebend und erfrischend wirkt. Bergamotte, Grapefruit und Neroli sollen sich positiv auf unsere Stimmung auswirken und Majoran, Rosmarin und Pfefferminze werden krampflösende, schmerzlindernde und entzündungshemmende Eigenschaften nachgesagt. Einige ätherische Öle, wie Thymian, Oregano oder Teebaumöl zeigen sogar antibakterielle und antivirale Wirkungen.

Auch bei der Behandlung von Myomen können wir uns die positiven Eigenschaften der ätherischen Öle zu Nutze machen. Hierfür habe ich Ihnen eine Massageöl-Rezeptur und zwei krampflösende Badeöle zusammengestellt.

Entspannendes Massageöl (bei Unterleibs-/Periodenschmerzen):

- 5 Tropfen Muskatellersalbei
- 2 Tropfen Rosen-Absolue
- 5 Tropfen Geranie
- 5 Tropfen Grapefruit
- 3 Tropfen Nelkenknospenöl in 50 ml Trägeröl geben (z. B. Jojobaöl, Kokosöl).

Massieren Sie es nach Bedarf sanft in den Unterleib und/oder andere betroffene Körperpartien ein.

Da ätherische Öle recht kostspielig sind und hier nur einzelne Tropfen benötigt werden, können Sie alternativ auch das fertig gemischte Öl »Frauenwohl-Zyklus Balance« nehmen. Es wirkt ebenfalls, wenn auch etwas sanfter, entkrampfend und entspannend.

Entspannendes Badeöl 1:
- 4 Tropfen Grapefruit
- 3 Tropfen Muskatellersalbei
- 3 Tropfen Ylang Ylang

Entkrampfendes Badeöl 2 (intensiv):
- 10 Tropfen Geranie
- 5 Tropfen Neroli
- 10 Tropfen Muskatellersalbei
- 10 Tropfen Palmarosa
- 10 Tropfen Rose

Rühren Sie bei beiden Badeölen die Tropfen entweder in 100 ml Jojobaöl oder in ½ Becher Sahne ein.

Knospenheilkunde in der Myombehandlung

In der Knospenheilkunde (Gemmotherapie von latein. »Gemma«: Knospe) nutzt man hochkonzentrierte Extrakte aus den Knospen von Pflanzen. Die Knospen enthalten besonders viele Enzyme, Wachstumsfaktoren, Phytohormone und sekundäre Pflanzenstoffe, weil sie das gesamte genetische und biochemische Potenzial für das Wachstum neuer Pflanzenteile in sich tragen. Aus ihnen entstehen Blätter, Blüten oder Triebe, die sich weiterentwickeln und zur Fortpflanzung oder zum Wachstum der Pflanze beitragen.

Dieses Wissen macht man sich in der Gemmotherapie zunutze. Auch in der Myombehandlung können wir davon profitieren. Folgende Pflanzen werden als Knospenauszüge häufig eingesetzt:

Himbeere (Rubus idaeus): ist die Hauptknospe zur Regulierung des weiblichen Zyklus. Sie soll die Progesteronbildung unterstützen und wird bei Beschwerden wie Zyklusunregelmäßigkeiten, schmerzhafter und starker Periode oder hormonellen Ungleichgewichten eingesetzt.

Eiche (Quercus robur): Das Mazerat der Eiche soll stabilisierend bei Erschöpfung und Schwäche wirken. Außerdem soll es hormonelle Schwankungen regulieren, besonders wenn sie durch Stress ausgelöst wurden. Zudem wird es eingesetzt, um das Gewebe zu kräftigen und starke Blutungen zu regulieren.

Brombeere (Rubus fruticosus): Das Mazerat der Brombeere soll den Östrogenabbau über die Leber durch eine stoffwechselaktivierende Wirkung unterstützen. Außerdem wird es eingesetzt, um Entzündungen sanft zu hemmen und den Zellstoffwechsel zu regulieren.

Schwarze Johannisbeere (Ribes nigrum): gilt als antientzündlich und immunstärkend. Zudem wird sie eingesetzt, um die Stresshormone zu regulieren, was sich auch positiv auf die Sexualhormone auswirken kann.

Standarddosierung bei Gemmomazeraten: 2–3 × täglich 10–20 Tropfen einnehmen, entweder pur oder mit etwas Wasser

Manuelle Verfahren

Manuelle Verfahren wie Therapeutische Frauenmassage, Osteopathie, Akupunktur und Akupressur können eine ärztliche oder naturheilkundliche Behandlung ergänzen.

Manuelle Verfahren können die Durchblutung fördern, Verspannungen lösen und das vegetative Nervensystem ansprechen. Außerdem können sie helfen, energetische Blockaden zu lösen, und das Körpergefühl sowie die Wahrnehmung für ungünstige Haltungs- und Bewegungsgewohnheiten nachhaltig verbessern.

Therapeutische Frauenmassage

Die Therapeutische Frauenmassage (TFM) ist eine sanfte Massagetechnik, die durch gezielte Griffe bei Zyklusbeschwerden, Kinderwunsch, Menstruationsproblemen, Myomen und in vielen weiteren Bereichen der Frauenheilkunde angewendet werden kann. Ziel der Massage ist es, Verspannungen zu lösen, das vegetative Nervensystem zu regulieren sowie den Lymphfluss und die Durchblutung anzuregen.

Die TFM ist eine sogenannte »Bausteintherapie«, das bedeutet, dass je nach Beschwerdebild verschiedene Griffe und Abläufe miteinander kombiniert werden, um wirklich individuell zu behandeln. Eine Sitzung dauert in der Regel 30 bis 60 Minuten.

Auf der Webseite der Therapeutischen Frauenmassage finden Sie eine Übersicht über zertifizierte TFM-Praktikerinnen (Seite 116).

Osteopathie

Die Osteopathie ist als ganzheitliche, manuelle Therapieform mittlerweile gut etabliert und äußerst beliebt. Sie basiert auf der Erkenntnis, dass der Körper als Einheit funktioniert, und setzt sanfte Reize zur Regulation der faszialen, muskulären, knöchernen und organischen Systeme.

Auch bei Myomen kann die Osteopathie gezielt eingesetzt werden, um die Durchblutung, die Faszien und die Hormonbalance zu beeinflussen. Die Durchblutung des Beckens wird sanft angeregt, wodurch Gewebespannungen gelockert und Blutstauungen gelöst werden sollen.

Durch die Förderung des Lymphflusses und der Blutzirkulation können das Gewebe besser versorgt und Stoffwechselprodukte abtransportiert werden. Als besonders hilfreich hat sich die Osteopathie bei Schmerzen und Verspannungen erwiesen. Sie wird daher auch bei Menstruationskrämpfen, Rückenschmerzen und einem Druckgefühl im Beckenbereich angewendet. Sie ist in jedem Fall eine gute Ergänzung zu weiteren naturheilkundlichen oder schulmedizinischen Behandlungen.

Viele gesetzliche Krankenkassen in Deutschland übernehmen anteilig die Kosten für osteopathische Behandlungen, auch im Zusammenhang mit Myomen. Informieren Sie sich bei Ihrer Krankenkasse über die Voraussetzungen und die Höhe der Erstattung.

Akupunktur

Die Akupunktur ist eine jahrtausendealte Heilmethode, die auf den Erkenntnissen der Traditionellen Chinesischen Medizin (TCM) basiert. In der TCM geht man davon aus, dass die Lebensenergie (Qi) entlang von Meridianen (Energieleitbahnen) durch den Körper fließt.

Wenn der Energiefluss gestört ist – etwa durch Stress, Krankheit oder andere Dysbalancen –, kann es zu Beschwerden kommen. Durch das gezielte Setzen sehr feiner Nadeln an bestimmten Akupunkturpunkten werden Reize gesetzt, die Blockaden lösen und den Energiefluss harmonisieren sollen. Akupunktur wird besonders bei Schmerzen, Zyklusbeschwerden, hormonellen Dysbalancen, Verdauungsproblemen, Herz-Kreislauf-Beschwerden und Stress eingesetzt.

Zahlreiche wissenschaftliche Studien haben sich mit der Wirksamkeit der Akupunktur auseinandergesetzt. Die Ergebnisse variieren je nach Indikation, sodass die Wirksamkeit in einigen Bereichen als evidenzbasiert gilt. Eine gute Studienlage gibt es beispielsweise in der Schmerztherapie, bei Übelkeit und Erbrechen, Kopfschmerzen und Migräne sowie in der Geburtsvorbereitung.

Um Akupunktur zur Behandlung Ihrer Beschwerden einzusetzen, sollten Sie eine Ärztin oder Heilpraktikerin aufsuchen, die sich auf TCM und Akupunktur spezialisiert hat.

Gesetzliche Krankenkassen übernehmen die Kosten für eine Akupunkturbehandlung nur unter bestimmten Voraussetzungen, die die Behandlung von Myomen in der Regel nicht erfüllt. Private Krankenkassen hingegen bezuschussen die Kosten meist oder übernehmen sie sogar ganz.

Akupressur

Die Akupressur ist eine sanftere Form, die auf den gleichen Annahmen basiert. Dabei werden die Akupunkturpunkte statt mit Nadeln mit einer Druckmassage stimuliert. Hierfür werden die Finger oder spezielle Stifte genutzt. Besonders eignet sich diese Methode für Kinder oder Personen, die Angst vor Nadeln haben. Ein Vorteil ist, dass Sie diese Methode selbst zuhause anwenden können. So haben Sie ein Werkzeug für die alltägliche Linderung der Beschwerden an der Hand.

Im Folgenden beschreibe ich Ihnen fünf Akupressurpunkte, die häufig bei Myomen eingesetzt werden. Versuchen Sie, diese Stellen zu finden, und spüren Sie, wie es sich bei Druckausübung anfühlt. Spüren Sie eine Blockade? Ist die Stelle etwas schmerzhaft? Dann ist meist da genau der richtige Punkt.

Massieren Sie dann jeden Punkt 1 bis 2 Minuten mit etwas Druck (darf leicht schmerzhaft sein, aber es sollte natürlich gut aushaltbar sein). Atmen Sie dabei tief und entspannt und wiederholen Sie diese Übungen täglich.

Milz 6 (San Yin Jiao, »Drei-Yin-Kreuzung«):

- Lage: 4 Finger breit über dem Innenknöchel an der Innenseite des Unterschenkels
- Wirkung laut TCM: fördert die Durchblutung des Unterleibs, reguliert den Zyklus, lindert Schmerzen und Krämpfe

Leber 3 (Tai Chong, »Große Durchdringung«):

- Lage: zwischen großem Zeh und 2. Zeh, in der Vertiefung kurz hinter den Zehengrundgelenken
- Wirkung laut TCM: löst Energieblockaden, harmonisiert den Hormonhaushalt und wirkt entspannend auf den Unterleib

Ren 4 (Guan Yuan, »Tor der Ursprungsenergie«):

- Lage: 4 Finger breit unterhalb des Bauchnabels (Auf diesen Punkt sollte aufgrund der Lage nur leichter Druck ausgeübt werden.)
- Wirkung laut TCM: stärkt die Gebärmutter, reguliert den Menstruationszyklus, wirkt auf Hormonbalance und Blutstauungen

Magen 36 (Zu San Li, »Drei-Meilen-Punkt«):

- Lage: 4 Finger breit unterhalb der Kniescheibe, 1 Daumenbreite seitlich nach außen der Schienbeinkante
- Wirkung laut TCM: stärkt den Energiefluss, unterstützt die Verdauung und den Östrogenabbau über die Leber

Blase 32 (Ci Liao, »Zweiter Heilungspunkt«):

- Lage: in den Vertiefungen der Kreuzbeinlöcher, etwa 1 Handbreit oberhalb des Gesäßes
- Wirkung laut TCM: löst Verspannungen im unteren Rücken, fördert die Durchblutung des Beckens und kann Menstruationsschmerzen lindern

Naturheilkunde als Bausteintherapie

Die naturheilkundliche Behandlung von Myomen ist keine einzelne Maßnahme, sondern eine Bausteintherapie, bei der verschiedene Mittel und Verfahren miteinander kombiniert werden können. Jede Frau ist individuell – daher gibt es nicht die eine richtige Lösung für alle, sondern viele mögliche Ansätze, die je nach persönlichem Empfinden und Bedarf ausgewählt werden können. Es lohnt sich, sowohl auf wissenschaftliche Erkenntnisse als auch auf die eigene Intuition zu hören. Was spricht Sie besonders an? Welche Methode fühlt sich stimmig an? Manchmal zeigt der Körper ganz von selbst, was ihm guttut.

Die Grundlage sollte immer die Basistherapie bilden (Seite 80). Darauf aufbauend können Sie verschiedene Mittel aus der ursachenorientierten und der symptomatischen Naturheilkunde ausprobieren. Denken Sie daran, dass sich Hormone nicht innerhalb weniger Tage regulieren und auch ein Myom nicht von heute auf morgen verschwindet. Eine ganzheitliche Behandlung benötigt Zeit. Sofern es Ihre Symptome und die individuelle Situation erlauben, sollten Sie Ihrem Körper mit Geduld eine mehrmonatige Regulationszeit gönnen.

Dabei ist es wichtig, dass Sie sich achtsam beobachten. Falls sich die Beschwerden verschlimmern oder keine Besserung eintritt, sollten Sie unbedingt eine Ärztin hinzuziehen, ebenso bei Vorerkrankungen und der Einnahme von Medikamenten. Auch eine auf diesem Gebiet erfahrene Heilpraktikerin kann Ihnen wertvolle Unterstützung bieten.

Verwendete Literatur

»Was Sie über Myome wissen sollten« und »Leben mit Myomen«

Achanna KS, Nanda J. Evaluation and management of abnormal uterine bleeding. Med J Malaysia. 2022;77(3):374–383

Ahmad A, Kumar M, Bhoi NR, et al. Diagnosis and management of uterine fibroids: current trends and future strategies. J Basic Clin Physiol Pharmacol. 2023;34(3):291–310. Published 2023 Mar 30. doi:10.1515/jbcpp-2022-0219

Akhatova A, Aimagambetova G, Bapayeva G, et al. Reproductive and Obstetric Outcomes after UAE, HIFU, and TFA of Uterine Fibroids: Systematic Review and Meta-Analysis. Int J Environ Res Public Health. 2023;20(5):4480. Published 2023 Mar 2. doi:10.3390/ijerph20054480

Al-Hendy A, Lukes AS, Poindexter AN 3rd, et al. Treatment of Uterine Fibroid Symptoms with Relugolix Combination Therapy. N Engl J Med. 2021;384(7):630–642. doi:10.1056/NEJMoa2008283

Awiwi MO, Badawy M, Shaaban AM, et al. Review of uterine fibroids: imaging of typical and atypical features, variants, and mimics with emphasis on workup and FIGO classification. Abdom Radiol (NY). 2022;47(7):2468–2485. doi:10.1007/s00261-022-03545-x

Barseghyan M, Chae-Kim J, Catherino WH. The efficacy of medical management of leiomyoma-associated heavy menstrual bleeding: a mini review. F S Rep. 2023;5(1):4–8. doi:10.1016/j.xfre.2023.10.003

Chiaffarino F, Parazzini F, La Vecchia C, et al. Diet and Uterine Myomas. Obstet Gynecol. 1999;94(3):395–398. doi:10.1016/s0029-7844(99)00305-1

Cignini P, Mobili L, D›Emidio L, Mangiafico L, Coco C, Giorlandino C. Uterine fibroids and risk for complications following second-trimester amniocentesis. J Reprod Med. 2011;56(9–10):393–397.

D›Aloisio AA, Baird DD, DeRoo LA, et al. Association of intrauterine and early-life exposures with diagnosis of uterine leiomyomata by 35 years of age in the Sister Study. Environ Health Perspect. 2010;118(3):375–381. doi:10.1289/ehp.0901423

De La Cruz MS, Buchanan EM. Uterine Fibroids: Diagnosis and Treatment. Am Fam Physician. 2017;95(2):100–107.

Fraser IS, Langham S, & Uhl-Hochgraeber K. (2009). Health-related quality of life and economic burden of abnormal uterine bleeding. Expert Review of Obstetrics & Gynecology, 4(2), 179–189. doi:10.1586/17474108.4.2.179

Giuliani E, As-Sanie S, Marsh EE. Epidemiology and management of uterine fibroids. Int J Gynaecol Obstet. 2020;149(1):3–9. doi:10.1002/ijgo.13102

Harmon QE, Brasky TM. Risk factors for uterine fibroids: time to build on what we have learned. Fertil Steril. 2020;114(4):755–756. doi:10.1016/j.fertnstert.2020.07.059

He Y, Zeng Q, Dong S, Qin L, Li G, Wang P. Associations between uterine fibroids and lifestyles including diet, physical activity and stress: a case-control study in China. Asia Pac J Clin Nutr. 2013;22(1):109–117. doi:10.6133/apjcn.2013.22.1.07

Horne AW, Critchley HO. The effect of uterine fibroids on embryo implantation. Semin Reprod Med. 2007;25(6):483–489. doi:10.1055/s-2007-991046

Huang PS, Sheu BC, Huang SC, Chang WC. Intraligamental Myomectomy Strategy Using Laparoscopy. J Minim Invasive Gynecol. 2016;23(6):954–961. doi:10.1016/j.jmig.2016.06.007

Jain V, Chodankar RR, Maybin JA, Critchley HOD. Uterine bleeding: how understanding endometrial physiology underpins menstrual health. Nat Rev Endocrinol. 2022;18(5):290–308. doi:10.1038/s41574-021-00629-4

Juhasz-Böss I, Jungmann P, Radosa J, et al. Two novel classification systems for uterine fibroids and subsequent uterine reconstruction after myomectomy. Arch Gynecol Obstet. 2017;295(3):675–680. doi:10.1007/s00404-016-4268-6

Lumsden MA, Hamoodi I, Gupta J, et al. Fibroids: diagnosis and management. BMJ. 2015;351:h4887. Published 2015 Oct 13. doi:10.1136/bmj.h4887

Mansour D, Hofmann A, Gemzell-Danielsson K. A Review of Clinical Guidelines on the Management of Iron Deficiency and Iron-Deficiency Anemia in Women with Heavy Menstrual Bleeding. Adv Ther. 2021;38(1):201–225. doi:10.1007/s12325-020-01564-y

Mathew RP, Francis S, Jayaram V, et al. Uterine leiomyomas revisited with review of literature. Abdom Radiol (NY). 2021;46(10):4908–4926. doi:10.1007/s00261-021-03126-4

Millien C, Manzi A, Katz AM, et al. Assessing burden, risk factors, and perceived impact of uterine fibroids on women›s lives in rural Haiti: implications for advancing a health equity agenda, a mixed methods study. Int J Equity Health. 2021;20(1):1. Published 2021 Jan 1. doi:10.1186/s12939-020-01327-9

Munro MG, Critchley HOD, Fraser IS. FIGO Menstrual Disorders Committee. The two FIGO systems for normal and abnormal uterine bleeding symptoms and classification of causes of abnormal uterine bleeding in the reproductive years: 2018 revisions. Int J Gynaecol Obstet. 2018;143(3):393–408. doi:10.1002/ijgo.12666

Nagata C, Nakamura K, Oba S, Hayashi M, Takeda N, Yasuda K. Association of intakes of fat, dietary fibre, soya isoflavones and alcohol with uterine fibroids in Japanese women. Br J Nutr. 2009;101(10):1427–1431. doi:10.1017/s0007114508083566

Nishino M, Togashi K, Nakai A, et al. Uterine contractions evaluated on cine MR imaging in patients with uterine leiomyomas. Eur J Radiol. 2005;53(1):142–146. doi:10.1016/j.ejrad.2004.01.009

Parker WH. Etiology, symptomatology, and diagnosis of uterine myomas. Fertil Steril. 2007;87(4):725–736. doi:10.1016/j.fertnstert.2007.01.093

Pavone D, Clemenza S, Sorbi F, et al. Epidemiology and Risk Factors of Uterine Fibroids. Best Pract Res Clin Obstet Gynaecol. 2018;46:3–11. doi:10.1016/j.bpobgyn.2017.09.004

Pritts EA, Parker WH, Olive DL. Fibroids and infertility: an updated systematic review of the evidence. Fertil Steril. 2009;91(4):1215–1223. doi:10.1016/j.fertnstert.2008.01.051

Schlaff WD, Ackerman RT, Al-Hendy A, et al. Elagolix for Heavy Menstrual Bleeding in Women with Uterine Fibroids. N Engl J Med. 2020;382(4):328–340. doi:10.1056/NEJMoa1904351

Somigliana E, Reschini M, Bonanni V, et al. Fibroids and natural fertility: a systematic review and meta-analysis. Reprod Biomed Online. 2021;43(1):100–110. doi:10.1016/j.rbmo.2021.03.013

Somigliana E, Vercellini P, Daguati R, et al. Fibroids and female reproduction: a critical analysis of the evidence. Hum Reprod Update. 2007;13(5):465–476. doi:10.1093/humupd/dmm013

Stewart EA, Archer DF, Owens CD, et al. Reduction of Heavy Menstrual Bleeding in Women Not Designated as Responders to Elagolix Plus Add Back Therapy for Uterine Fibroids. J Womens Health (Larchmt). 2022;31(5):698–705. doi:10.1089/jwh.2021.0152.

Stewart EA, Laughlin-Tommaso SK, Catherino WH, et al. Uterine fibroids. Nat Rev Dis Primers. 2016;2:16043. Published 2016 Jun 23. doi:10.1038/nrdp.2016.43

Stewart EA. Clinical practice. Uterine fibroids. N Engl J Med. 2015;372(17):1646–1655. doi:10.1056/NEJMcp1411029

Stewart EA, Cookson CL, Gandolfo RA, et al. Epidemiology of uterine fibroids: a systematic review. BJOG. 2017;124(10):1501–1512. doi:10.1111/1471-0528.14640

Stewart EA, Cookson CL, Gandolfo RA, Schulze-Rath R. Epidemiology of uterine fibroids: a systematic review. BJOG. 2017;124(10):1501–1512. doi:10.1111/1471-0528.14640

Stewart EA, Laughlin-Tommaso SK, Catherino WH, Lalitkumar S, Gupta D, Vollenhoven B. Uterine fibroids. Nat Rev Dis Primers. 2016;2:16043. Published 2016 Jun 23. doi:10.1038/nrdp.2016.43

Tinelli A, Vinciguerra M, Malvasi A, et al. Uterine Fibroids and Diet. Int J Environ Res Public Health. 2021;18(3):1066. Published 2021 Jan 25. doi:10.3390/ijerph18031066

Uimari O, Subramaniam KS, Vollenhoven B, et al. Uterine Fibroids (Leiomyomata) and Heavy Menstrual Bleeding. Front Reprod Health. 2022;4:818243. doi:10.3389/frph.2022.818243.

Vanderhoff A, Silberman J, Gargiulo A. (2022). Current Trends in the Evaluation and Management of Uterine Fibroids. Current Obstetrics and

Gynecology Reports. 2022;11(1–8). doi:10.1007/s13669-022-00331-w

Vannuccini S, Petraglia F, Carmona F, et al. The modern management of uterine fibroids-related abnormal uterine bleeding. Fertil Steril. 2024;122(1):20–30. doi:10.1016/j.fertnstert.2024.04.041

Wallace K, Stewart EA, Wise LA, et al. Anxiety, Depression, and Quality of Life After Procedural Intervention for Uterine Fibroids. J Womens Health (Larchmt). 2022;31(3):415–424. doi:10.1089/jwh.2020.8915

Wise LA, Radin RG, Palmer JR, et al. Intake of fruit, vegetables, and carotenoids in relation to risk of uterine leiomyomata. Am J Clin Nutr. 2011;94(6):1620–1631. doi:10.3945/ajcn.111.016600

Wise LA, Radin R, Rosenberg L. History of uterine leiomyomata and time-to-pregnancy in black women. Fertil Steril. 2015;104(3):e154. doi:10.1016/j.fertnstert.2015.07.478

Yang Q, Ciebiera M, Bariani MV, et al. Comprehensive Review of Uterine Fibroids: Developmental Origin, Pathogenesis, and Treatment. Endocr Rev. 2022;43(4):678–719. doi:10.1210/endrev/bnab039

Yao X, Stewart EA, Laughlin-Tommaso SK, et al. Medical therapies for heavy menstrual bleeding in women with uterine fibroids: a retrospective analysis of a large commercially insured population in the USA. BJOG. 2017;124(2):322–330. doi:10.1111/1471-0528.14383

Management of Symptomatic Uterine Leiomyomas: ACOG Practice Bulletin, Number 228. Obstet Gynecol. 2021;137(6):e100-e115. doi:10.1097/AOG.0000000000004401.

»Myome ganzheitlich behandeln«

Hempen C-H. dtv-Atlas Akupunktur. dtv; 1995

Katrin Koll K, Keim U, Wagner-Bertram A. Gemmotherapie. Heilen mit Knospen. GU; 2015

Miorin-Bellermann J. Hormonelle Dysbalancen. Thieme; 2022

Miriello D, Galanti F, Cignini P, et al. Uterine fibroids treatment: do we have new valid alternative? Experiencing the combination of vitamin D plus epigallocatechin gallate in childbearing age affected women. Eur Rev Med Pharmacol Sci. 2021 Apr;25(7):2843–2851. doi:10.26355/eurrev_202104_25537

Porcaro G, Santamaria A, Giordano D, et al. Vitamin D plus epigallocatechin gallate: a novel promising approach for uterine myomas. Eu Rev Med Pharmacol Sci. 2020 Mar;24(6):3344–3351. doi:10.26355/eurrev_202003_20702

Schmiedel V. Nährstofftherapie. Thieme; 2022

Werner M, von Braunschweig R. Praxis Aromatherapie. Haug; 2020

Zeun S. Phytotherapie in der Frauenheilkunde. Thieme; 2021

Stichwortverzeichnis

Empfehlungen der Autorinnen

Literatur

Margret Madejsky: Lexikon der Frauenkräuter, at 2008

Christina Schmidbauer: Mikronährstoffcoach. VdÄ 2020

Cornelia Stern: Gemmotherapie. Grundlagen – Indikationen – Behandlung, Haug 2024

Adressen von Spezialisten

Interdisziplinäres Myomzentrum am Universitätsklinikum Jena: https://www.uniklinikum-jena.de/frauenheilkunde/Zentren/Interdisziplin%C3%A4res+Myomzentrum.html

Therapeutische Frauenmassage: Hier finden Sie eine Übersicht zertifizierter TFM-Praktikerinnen: www.tfm.de/therapeutinnen.php

Bezugsquellen

Algen- und Fischöl: www.norsan.de

Ätherische Öle: www.primaveralife.com, www.oshadhi.de

Heilpflanzen als Tee oder Tropfen: www.meine-teemischung.de. Diese Webseite ist ein echter Geheimtipp, denn hier finden Sie fast alle Heilpflanzen als Tee und auch in Tropfenform. Das Besondere: Tees und Tinkturen können individuell zusammengestellt werden. Die dort gelisteten Pflanzen haben Arzneimittelqualität, und die Mittel werden von einer Apotheke hergestellt.

Berberitze: www.sunday.de, www.wala.world/de

Mistel: www.salus.de, www.bombastus.de

Diindolylmethan (DIM): www.supplera.de

Indol-3-Carbinol: www.sunday.de

Grünteekomplex Tigovit: www.tigogreen.de

Hirtentäschelkraut-Tee: www.bombastus.de, www.vom-achterhof.de

Hirtentäschel-Tropfen: www.florem.com/de/kraeuter-mehr/st.severin-heilkraeuter

Hirtentäschel-Tinktur: www.meine-teemischung.de

Hirtentäschel-Tabletten: www.ysat.de

CBD-Öl und -Gleitgel: www.hanfgefluester.de

Magnesium: www.sunday.de

Magnesiumgel Woman: www.marktapotheke-greiff.de

Frauenwohl-Zyklus Balance: www.primaveralife.com

Gemmomazerate: www.koll-biopharm.de, www.heidak.ch

Alle Websites wurden am 22.4.25 aufgerufen.

Bibliografische Information der Deutschen Nationalbibliothek
Die Deutsche Nationalbibliothek verzeichnet diese Publikation in der Deutschen Nationalbibliografie; detaillierte bibliografische Daten sind im Internet über dnb.d-nb.de abrufbar.

Programmplanung: Katja Liese
Projektmanagement: Sabine Alvarado
Redaktion: Ursula Brunn-Steiner, Vaihingen/Enz
Bildredaktion: Marie Crämer
Covergestaltung: © Thieme
Layout: CYCLUS · Visuelle Kommunikation, Stuttgart

Bildnachweis:
Cover und Bild S. 3: © lululand/stock.adobe.com (Figur), © Наталья Дьячкова/stock.adobe.com (Farbfläche)
Autorinnenfotos: UKJ/Szabó (Auletta), privat (Geppert-große Holthaus)
Inhalt: S. 4, 8 © Lovitamoto/stock.adobe.com; S. 4/5, 48 © Simple Line/stock.adobe.com; S. 5, 78 © MuhammadZulfan/stock.adobe.com
Zeichnungen: Susi Schaaf, Bellheim

1. Auflage

TRIAS Verlag in Georg Thieme Verlag KG
Oswald-Hesse-Straße 50, 70469 Stuttgart

Satz und Repro: Fotosatz Buck, Kumhausen
Druck: AZ Druck und Datentechnik GmbH, Kempten

Gedruckt auf chlorfrei gebleichtem Papier
Printed in Germany

ISBN 978-3-432-11933-5
eISBN (ePub) 978-3-432-11934-2

1 2 3 4 5 6

MIX
Papier | Fördert gute Waldnutzung
FSC® C008457

Unsere Umwelt ist uns wichtig!
Papier aus nachhaltigen und kontrollierten Quellen
Druck in Deutschland mit kurzen Lieferwegen
Druckereien mit hohen Ansprüchen an Ökologie